KB003322

나,

치매요…

어쩌면 좋소

나,
치매요…
어쩌면 좋소

이은화 지음

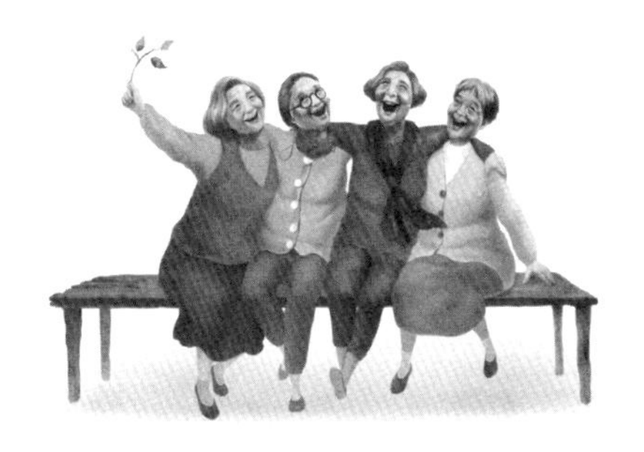

시그마북스
Sigma Books

나, 치매요…
어쩌면 좋소

발행일 2015년 8월 10일 초판 1쇄 발행
지은이 이은화
발행인 강학경
발행처 시그마북스
마케팅 정제용, 신경혜
에디터 권경자, 장민정, 양정희, 최윤정
디자인 홍선희, 최미영, 한지혜, 최원영

등록번호 제10-965호
주소 서울특별시 영등포구 양평로 22길 21 선유도코오롱디지털타워 A404호
전자우편 sigma@spress.co.kr
홈페이지 http://www.sigmabooks.co.kr
전화 (02) 2062-5288~9
팩시밀리 (02) 323-4197
ISBN 978-89-8445-705-8(03510)

이 도서의 국립중앙도서관 출판예정도서목록(CIP)은 서지정보유통지원시스템 홈페이지(http://seoji.nl.go.kr)와 국가자료공동목록시스템(http://www.nl.go.kr/kolisnet)에서 이용하실 수 있습니다. (CIP제어번호 : CIP2015020243)

* 시그마북스는 (주) 시그마프레스의 자매회사로 일반 단행본 전문 출판사입니다.

혹시라도 이 글로 인해
불편함을 갖게 되는 분들이
계시지 않기를 기원하며,
내 기억 속에 남아
이야기 속 주인공이 되어준
그리운 분들께 이 책을 전합니다.

차례

프롤로그

건강을 잃으면 건강만 잃는 것입니다

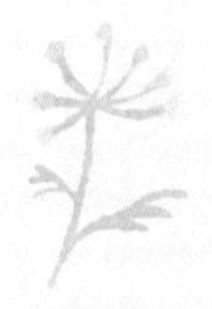

대학 3학년 때 나는 학교 근처 노인대학에서 어르신들에게 한국무용과 생활체조를 가르치기 시작했다. 투철한 봉사정신으로 시작한 일이 아니라 학교와 가깝기도 했고 부족한 용돈을 대신할 심산으로 시작한 일이었다. 시간이 지나면서 작은 것에도 넘치게 감사의 마음을 표현하는 나이 많은 제자들 덕분에 우쭐하기도 했고, 때로는 당신들이 할 수 있는 한도에서 최고의 노력과 열정을 쏟는 모습에 감동하면서, 나도 모르게 점점 열정적인 선생으로 변해갔다. 할머니, 할아버지들이 해주는 옛날이야기가 귀에 쏙쏙 들어왔고 그리 좋아하지 않던 절편과 시루떡 맛도 알아가기 시작했다.

1992년 미국으로 건너간 나는 미국생활이 익숙해질 무렵 뉴욕의 한 요양원에서 치료법적인 레크리에이션 리더Therapeutic Recreation Leader라는 생소한 직업의 일을 시작하게 되었다. 나름 노제자들과 함께한 시간과 경험이 있었기에 기대했던 노년기의 삶과는 전혀 다른 삶들을 나는 그곳에서 보게 되었다.

그때까지만 해도 치매와 중풍의 증상들, 그리고 그에 따른 삶의 모습을 있는 그대로 진솔하게 담아낸 드라마나 시사프로그램이 별로 없었던 데다, 자라면서 주위의 친인척들을 통해 중증의 노인성 질환*을 경험한 일도 없었다. 단지 예전에 그 뉘앙스가 주는 너덜한 느낌 때문에 흔하게 쓰였던 '벽에 똥칠할 때까지 살라'는 욕만 기억할 뿐이었다. 아마도 이것이 내가 갖고 있던 치매와 중풍에 대한 개념의 시작이었던 것 같다. 설마 그런 일이 있으리란 생각도 하지 않았었다. 요양원에서 일을

* 포괄적으로는 노환에 포함되나 중·장년기를 불문하고 발병하기도 하는 병. 이 책에서는 치매, 중풍으로 인해 환자 스스로는 자립이 불가능한 중증장애로 나타난 병들을 주로 표현하였다.

시작한 후에야 비로소 이것이 노인성 질환으로 인한 정신적 장애의 아주 흔한 일상이라는 것을 알게 되었다.

노인대학에서의 경험이 어르신들의 인생을 엿볼 수 있었던 유일한 경험이었고 간혹 노환**으로 편찮으신 분들도 있었지만 요양원에 계시는 분들과 비교할 만한 정도는 아니었다.

일을 시작한 처음 얼마간은 요양원에 계신 분들의 일그러진 겉모습과 고통을 보며 학창시절 빠져있던 인간 근본에 대한 여러 철학적 사고들까지 떠올리며 매일 복잡한 감정의 기복을 경험해야 했다.

나이가 들어 치매를 앓게 되거나 중풍의 후유증을 안고 남은 인생을 살아가게 되는 일이 쉽게 걸리는 감기만큼이나 흔한 일임을 느낀 후엔 새삼 인간의 덧없는 인생을 절감하기도 했다. 한마디로 시간이 거꾸로 돌아가 사춘기 아이처럼 머릿속이 혼란스러움으로 오락가락했다.

** 나이가 들며 쇠약해져 나타나는 모든 병

이런 나와는 달리 함께 일하는 미국인 동료들은 한참 어린 나이임에도 노환의 정신적·육체적 장애들을 익숙하게 바라보았다. 미국은 요양원이라는 시스템이 자리 잡은 지 오래되었고 동네의 가장 번화한 곳에 학교보다 더 흔하게 볼 수 있는 것이 요양원이었다. 항상 아이들로 북적이는 학교처럼 자연스럽게 생활반경 안에 포함되어 친척들이 수시로 드나들며 이곳에 머무는 환자들의 생활과 요양원이 해주는 역할들을 자연스럽게 바라볼 수 있는 환경이 된 것이다. 그러한 까닭에 노환으로 자립이 힘들 때 요양원에서 지낼 수 있다는 것도, 노환 후의 장애를 바라보는 시선도 그리 유난스럽지 않았다.

주위의 동료들이 보여주는 자연스러운 시각에 동화되며 치매를 앓고 있거나 마비로 장애를 갖게 된 사람들의 삶에 대한 의지와 발전된 요양복지정책이 지켜내는 삶의 질을 경험하면서 노인성 질환을 바라보는 나의 시각도 조금씩 변해갔다.

요양원에서 일을 시작하기 전에 가졌던 노인성 질환이 가져오는 여러 증상에 대한 짧은 지식과 전혀 경험해본 적도 없는 그들의 삶에 대한 생각들이 바뀔 수 있었던 것은 내가 갑자기 철이 들어서는 아닐 것이다. 병으로 장애를 갖게 된 사람들과 함께 생활한 시간들이 내가 몰랐던 것들을 가르쳐주었다. 나는 모든 사람들이 이런 기회를 가질 수 있었으면 한다. 노인성 질환이 가져올 수 있는 여러 증상들을 정확히 아는 것도 중요하지만, 더 중요한 것은 이런 증상에 가려 보이지 않는 그들의 삶을 느껴보았으면 한다.

평균수명이 늘어나면서 건강하게 장수하는 어르신들이 많아진 것은 좋은 소식이지만, 노인성 질환으로 인해 회복을 기대할 수 없는 중증장애 환자들의 수명도 길어졌다. 더불어 한 사람의 치매환자나 중풍환자를 대가족이 돌보던 사회는 이미 핵가족화된 지 오래고, 초고령화 사회로의 진입으로 간병의 부담은 더 이상 가족만의 문제가 아닌 우리 모두가 함께 풀어야 할 숙제가 되었다.

우리 모두의 어르신과 짧은 미래의 나를 위해서도 올바른 요양복지정책의 확립은 꼭 이루어야 할 문제일 것이다. 이를 위해 부족하지만 미국의 요양원에서 일하며 얻은 경험을 바탕으로 쓴 이 글이, 중증장애에 가려져 소홀하기 쉬운 어르신들의 소중한 삶과 인간적 권리에 대한 깊은 자각의 계기가 되길 바라며, 나아가 사회적 관심과 사랑으로 이어지길 기대해본다.

또한 이 글을 통해 노환 후의 장애로 인한 불편한 몸과 잃어버린 기억으로 깊은 외로움에 어수선한 듯한 삶이었지만 충분히 아름다웠던 많은 이들의 기억도 함께 남겨보고 싶다.

'건강을 잃으면 모든 것을 잃는 것이다'라는 말이 있다. 건강을 잃은 사람들에게 이는 참으로 잔인한 말이다. 건강하다는 것은 정말 행복한 일이다. 그렇기 때문에 건강을 잃지 않기 위해 부단히 노력하며 살자는 의미겠지만 혹시 우리는 이 말을 건강을 잃은 자는 아무것도 가질 자격이 없는 것으로 오해하고 있지는 않은지 깊이 생각해봐야 하지 않을까. 건강을 잃으면 건강만 잃는 것이지 우리가 가진 모든 것을 잃는 것은 아니기 때문이다.

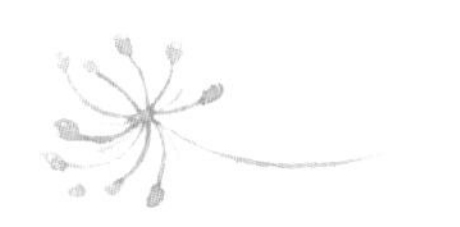

미국 요양원에서 만난 우리의 어르신들

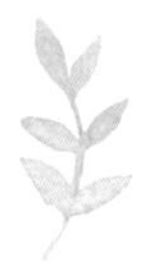

내가 일하는 요양원은 이민자들이 가장 많이 모여 사는 곳에 위치하고 있어 정말 다양한 민족의 환자들을 만날 수 있다. 그러다 보니 민족 간의 다른 생활모습이나 정서들이 쉽게 구별된다. 요양원이라는 특성상 노인성 질환의 장애를 갖고 살게 된 환자나 가족들의 성향 또한 그 차이를 쉽게 찾아볼 수 있다. 이런 민족 간의 다른 가치관들은 환자들의 삶의 질을 좌우하는 요인이 되기도 한다.

한국인 환자들이 보여주는 모습 중에 다른 민족과 크게 다른 것은 유독 '죽고 싶다'는 말을 많이 하는 것이다. 요양원이란 곳에 있는 것도 싫고 아픈 것도 괴롭고 식구들에게 피해를 주는 것 같아 매일 죽고 싶다고 하는 것이다. 지금이야 우스갯소리로 받아치며 기분을 전환시키기도 하고 탄식처럼 하는 말들이니 감정이입 없이 듣기 위해 노력하고 있지만, 처음 이 일을 시작했을 때는 정신적으로 받아들이기 어려웠었다. 사실 한국인에게 '죽고 싶다'는 말은 '힘들다'의 우회적 표현임을 알고 있었고, 나도 자라면서 쉽게 내뱉었던 말이다. 우리는 '웃겨서 죽겠다'고도 말하는 민족이니 그냥 그렇게 들으면 될 일이지만, 어떤 이유에서건 죽지 못해 사는 심정으로 하루하루를 보내는 사람들의 삶의 질은 현저히 떨어질 수밖에 없는 일이다. 때문에 요양원에서는 이런 사람들의 증상이 우울증으로 악화되지 않도록 정신치료 상담사와 정기적인 상담을 받도록 하고 있다. 영어를 쓰는 정신치료 상담사만 있었던 예전과 달리 최근에는 중국어나 한국어가 가능한 상담사들이 요양원을 방문하고 있어 한국인 환자들도 언어소통에 어려움 없이 도움을 받고 있다.

한국인 어르신들에게는 그들만의 놀이 문화가 없는 것도 다른 민족과 구별되는 점이다. 지금은 한국이나 미국에서도 많은 어르신들이 복지관을 다니며 건강을 위한 운동이나 취미생활을 하고 있지만, 여든이나 아흔 전후의 어르신들은 본인을 즐겁게 할 수 있는 간단한 취미나 게임에 무척 낯설어한다. 그 세대의 어르신들은 하루 한 끼 먹기도 힘든 전쟁의 역사 속에서 어렵게 자라고 자식과 가족을 위해 당신의 모든 것을 희생해야 했던 사람들이다. 교육의 기회는 고사하고 기본적인 의식주조차 해결하기 쉽지 않았을 때 개인적으로 또는 그룹이 함께하는 놀이 문화를 가질 여유가 없었을 것이다.

한국인 어르신들이 즐겨하는 그룹게임을 꼽으라면 화투놀이가 전부였다. 그런데 화투는 두 손을 자유롭게 사용할 수 있어야 하고 인지능력도 정상이어야 가능한 일이니, 요양원에서 지낼 만큼 노환이 심한 어르신들이 화투를 즐기는 것은 버거운 일이다. 혼자서 하는 취미생활이든 여러 사람이 함께하는 게임이든 이런 놀이 문화는 기분전환에 도움이 되고 크게는 삶의 의미가 되기도 한다. 집중도와 인지능력이 떨어진 어르신들도 예전에 즐겼던 놀이가 있었다면 고통스러운 노환에도 쉽게 취미에 집중할 수 있고, 소소한 즐거움을 느끼게 되니 병이 나아지는 것은 아니더라도 삶의 질을 유지하기가 수월하다.

그래도 개인적인 취미로 텔레비전을 보거나 화분을 가꾸거나 신문 또는 잡지 등을 구독하는 것은 그룹 프로그램보다는 쉽게 접근할 수 있는 것이다. 때문에 요양원에서는 다양한 언어의 텔레비전 채널과 잡지 등을 준비해 환자들이 즐길 수 있도록 하고, 아시아인들을 위한 층을 따로 만들어 한국인 스태프로 하여금 이들의 특수성을 감안한 프로그램을 개발하여 환자들의 참여도를 높이기 위해 노력하고 있다.

마지막으로 한국인 환자들의 정서적 안정감은 가족들과의 관계에 큰 영향을 받는다. 사회생활이 적고 가족 안에서만 여생을 보낸 어르신들일수록 가족 특히 자녀와의 관계가 이들의 정서적 안정을 좌우하는 경향이 있다. 미국이야 자녀들이 대학에 진학하면서부터는 부모의 품을 벗어나는 것이 일반적이고, 부모의 입장에서도 자녀가 20대 초반에 독립한 이후 줄곧 부부끼리 또는 혼자 생활하는 경우가 대부분이라 가족에 대한 의존도가 적은 편이다. 또한 여성이나 남성 모두 사회생활에 익숙해 요양원에서의 새로운 인간관계에도 무리가 없다. 하지만 한국인 어르신들은 미국 요양원의 서비스가 여느 호텔 수준이라 하더라도 요양원은 그저 고려장이나 마찬가지라는 선입견을 가지고 있는 경우가 많다. 그러다보니 우리 어르신들이 가족들과 떨어져 요양원에 머물기 시작하면서 다른 민족에 비해 더 많은 상실감을 느끼는 것 같았다. 다행스러운 것은 미국의 경우 거주하던 곳과 가까운 곳에 요양원이 위치하고 있어서 가족이나 친구들의 방문이 쉬워 지리적 소외감이 덜하다는 것이다.

다른 민족과 구별되는 한국인 환자들의 몇 가지 다른 정서와 함께 타국에 사는 이민자이기 때문에 받는 스트레스 또한 분명 있을 것이다. 음식이 입에 맞지 않는 것은 가장 큰 괴로움이고 또 불편할 수밖에 없는 언어소통의 문제도 있다. 이젠 세계 어느 곳에서나 한국의 음식과 재료들을 쉽게 구할 수 있고, 뉴욕만 해도 요양원 바로 앞에 한국 음식점과 한국 음식재료를 파는 슈퍼마켓이 많지만, 해주는 것을 먹어야 하는 요양원에서는 문제가 다르다. 한국인의 김치 사랑은 전 세계가 알 정도라 요양원에서도 맵지 않은 물김치와 밥, 미역국을 따로 준비하고는 있지만 기본 메뉴가 미국 음식인 것은 어쩔 수가 없다. 눈앞에 진수성찬이 있다 하더라도 입맛 한번 살리기가 어려운 어르신들이 마카로니와 핫도그를 맛있게 먹기는 힘든 일이다. 그 때문에 한국인과 중국인 환자들을 방문하는 친인척들의 손에는 항상 음식이 들려있다.

언어소통의 문제는 이민자라면 누구나 겪게 되는 문제일 것이다. 젊었을 때는 영어를 잘했더라도 인지능력이 떨어지게 되면 외국어는 쉽게 잊어버린다. 일상의 모든 것들이 불편한 사람들이니 할 말도 많은데 일일이 설명하기가 쉽지 않다. 이는 요양원 측도 마찬가지라 각기 다른 언어의 통역사를 고용하고 있지는 않지만 다양한 인종의 환자들을 위해 고용직원의 인종도 다양하게 채용하여 직원들을 통해 언어소통의 불편을 해소하고 있다.

타국이기에 두드러져보일 뿐 미국에서 만난 우리 어르신들의 특성이 한국에 계시는 어르신들과 크게 다르지 않다고 생각한다. 노년기에 접어든 60대 이후의 모든 한국인은 시대적으로 많은 역경과 급변하는 사회적 변화의 과도기를 지나온 세대다. 숨 고를 시간도 없이 밀리고 밀리다 눈을 떠보니 꿈에도 생각지 못했던 요양원이란 곳에서 생활하게 된 안타까운 우리 부모님 세대다. 이들을 위해 그 자녀 세대가 할 수 있는 것은 당신들은 버림받지 않았다는 것을 보여주는 일이라 생각한다. 너무 늦기 전에 요양원이 우리가 당신들을 사랑하는 또 하나의 방식임을 증명해야 하지 않을까 싶다.

나, 치매요... 어쩌면 좋소

나는 치매에 관한 의학적 설명을 할 수 있는 입장이 아닐 뿐더러 그럴만한 지식도 갖추고 있지 않다. 다만 직업상 많은 치매환자들과 생활하게 되면서 기회가 된다면 치매라는 단어 뒤에 가려져 잘 보이지 않는 그들의 이야기를 전하고 싶었다.

아무리 조심하고 애를 써도 나이 들면서 자연스럽게 찾아오는 노환을 피할 수 없듯이, 치매에 걸릴 확률도 우리가 생각하는 것보다 훨씬 높다는 것을 새삼 느낄 때가 많다. 아무리 낙천적이고 긍정적인 민족이라 해도 치매라는 병을 앓게 되는 것이 고통스럽지 않은 사람은 없다. 그럼에도 조금씩 다른 민족간의 정서와 개인이 평생 지녀왔던 가치관에 따라 치매환자들의 삶의 질 또한 많은 차이를 보여준다.

한국인들은 치매를 유난히 힘들어한다. 치매환자에게는 아무런 육체적 고통이 없으나 사랑하는 가족들에게 육체적 고통에 버금가는 정신적 고통을 주는 것이 한국인들이 느끼는 치매의 힘이다. 이러한 이유로 치매를 앓고 있는 배우자나 부모를 보는 것이 고통스러워 동반자살을 선택한 사람들의 이야기를 한국에서는 종종 접하게 된다. 가족들에게 끼쳐야 하는 고통에 죽음을 택해서라도 피하고 싶은 것이 치매다. 그리고 대부분의 한국 사람들이 이런 어르신의 선택에 대해 이해하는 것을 넘어, 자기 자신도 그런 선택을 할 것 같다는 의견을 피력하며 우회적으로 지지한다는 사실도 잘 알고 있다.

가끔 맑은 정신으로 돌아오면 가족들에 대한 죄책감과 수치심에 "젊고 돈 많을 때 왜 총 하나 사놓지 못했을까"라며 눈물을 흘리는 할아버지의 모습에 나도 모르게 눈시울을 붉힌 적도 있었다. 감정이 무뎌질 대로 무뎌져 덤덤해 보이는 구십 노인의 눈물이 참으로 아프다.

젊었을 때 미국으로 건너와 한눈 한번 팔지 않고 가족을 위해 일만 하며 살았는데 이렇게 될 줄 몰랐다며, 예전에 많은 돈을 벌었을 때 그 돈으로 총 한 자루 사놓지 못한 것을 매일 후회한다고 했다. 글 쓰는 것을 좋아했다던 할아버지는 때로는 졸기도 하고 때로는 신문도 읽으며 하루 종일 식당에서 조용히 앉아 계셨다. 가끔 종이와 펜을 드리면 자주 썼다는 글 대신 이제는 집주소와 전화번호를 반복해 적어놓는다. 당신이 어디에 있는지 잊어버릴 때도 있지만 아흔의 나이에 무엇인가를 잊어버린다는 것은 충분히 있을 수 있는 일이다. 그렇다면 주소와 전화번호를 반복해서 쓰는 것이 무슨 문제가 될까. 금방 식사를 끝낸 것도 잊어버릴 수 있는데 말이다. 종종 당신이 걷지 못한다는 것을 잊은 채 휠체어에서 일어나 불안한 걸음으로 발을 떼려고도 한다. 이러한 일들이 죽을 만큼 창피한 일일까. 왜 할아버지는 노환으로도 충분히 힘든데 죽고 싶을 만큼 큰 정신적 고통까지 겪어야 할까.

있는 듯 없는 듯 고요한 바다처럼 조용히 식당에 앉아 신문을 읽거나 글씨를 쓰는 것이 할아버지의 하루 일과였다. 다 늙어 무슨 운동이냐며 운동 프로그램도 좋아하지 않았다. 조용히 앉아 있다가 매일 방문하는 할머니가 눈에 들어오면 그때서야 피곤과 고통을 호소한다. 이렇게 조용한 어르신에게 치매라는 단어는 큰 상처가 되어 미리 죽지 못한 회한이 눈물로 흘러내리곤 했다.

중풍 때문이든 치매 때문이든 인지능력이 떨어진 환자들도 무의식 중에 자신의 상태를 느끼는 경우가 많다. 많은 한국인 환자들이 이때 죄책감과 수치심이라는 정신적 스트레스가 더해지면서 행동장애나 우울증이 더욱 깊어지는 것을 경험하곤 한다. 병든다는 것은 절대 죄를 짓는 것이 아님에도 불구하고 평생을 부지런히 살아낸 후에 겪게 되는 노환의 장애로, 육체적인 고통보다 더 심한 정신적 스트레스로 괴로워하는 이런 어르신들의 모습에 가슴이 아프다.

"나 치매요… 나 치매인줄 알아요… 나 좀 이상하지요? 죽지도 않고 어쩌면 좋소"라며 금방 다른 소리를 하는 할아버지. 그는 이곳 요양원에 온 지 얼마 되지 않았다. 다른 요양원에서 지내다 적응을 못하고는 이사를 온 것이다. 그쪽에서 할아버지가 심한 행동장애를 보인 모양이다. 이곳에 오자마자 전에 있던 요양원에서 당신을 죽이려고 했다는 소리를 반복했다. 목이 부러지는 사고로 수술을 받은 후 노환까지 겹쳐 안정이 안 되고 항상 어수선하다. 그러면서도 당신이 이상한 것을 본인도 안다며 어쩌면 좋냐고 되레 묻는 것이다. 조용히 앉아 있는 것이 불안한지 같은 이야기를 반복하는 것 외에는 기억력도 정확하고 주위환경도 비교적 바르게 인지하고 있다. 워낙 예민한 성격에 큰 수술까지 하고 요양원에 머물게 되었는데, 챙겨주는 할머니도 곁에 없고 하니 스트레스가 컸던 모양이다.

할아버지가 처음 이곳에 왔을 때부터 어수선해하며 힘들어할 때마다 내가 항상 하는 말이 있다. 할아버지 연세에 잊어버리기도 하고 했던 소리를 반복하는 것은 자연스러운 일이며, 수능시험을 볼 것도 아니고 먹고 살기 위해 돈을 벌어야 할 나이도 아닌데 깜빡깜빡하는 게 뭐 그리 이상한 일이냐고 되받아쳤다. 어떤 사람은 덜 하기도 하고 어떤 사람은 좀 더 심한 것뿐이니 약 잘 잡숫고 식사만 잘 하시면 된다고. 그리고 여기 일하는 모든 스태프들이 할아버지가 필요한 것들을 도와줄 것이니 걱정 마시고 마음 편히 지내시라고. 그러면 할아버지는 "알지요…" 하고는 "미안합니다"를 반복한다. 사과할 만한 일을 하지 않았는데도 치매를 앓고 있다는 이유만으로 나에게까지 사과의 말을 멈추지 않는다.

할아버지가 가끔 횡설수설해도 이젠 할아버지가 무엇을 원하는지 모든 스태프들은 알고 있다. 누군가의 모자가 식당 구석에 덩그러니 놓여 있어도 스태프들은 그것이 할아버지의 모자라는 것을 안다. 할아버지가 기억할 수 없는 것들이 점점 더 많아진다 해도 여기서는 걱정할 일이 없을 것이다. 요양원의 스태프들은 그런 할아버지를 위해 대신 기억하고 챙길 준비가 되어 있기 때문이다. 나는 할아버지가 당신이 잘못한 것은 아무것도 없다는 것만은 꼭 기억하길 바란다.

김순 할머니도 처음 오셨을 때부터 많이 힘들어했었다. 3개월도 안 되어 다른 곳으로 떠난 게 벌써 몇 년 전인데도 할머니의 눈빛이 아직도 잊혀지지 않는다. 조그마한 체구의 할머니가 몸은 얼마나 재빠른지, 아흔이 다 되어도 아직 한 살림은 더 하실 수 있을 만큼 정정했다. 요양원에서도 식사 후에는 그릇과 쟁반까지 화장실로 가져가 설거지를 끝내야 했고, 부지런히 세면대도 닦고 속옷 빨래도 하느라 하루종일 분주했다. 그런데 매일 해가 질 무렵이면 식구들 저녁 걱정을 하기 시작했다. 나에게도 얼른 집에 가서 저녁 준비하라고 매일 채근이었다. 여자가 늦게까지 밖에서 뭐하냐며 핀잔을 주기도 했다. 그래서 오늘은 어떤 반찬이 좋겠는지 여쭤보면 여러 가지 급히 만들 수 있는 반찬들을 찬찬히 일러주었다. 여기까지라면 좋았을 것을 할머니는 보따리를 싸서 막무가내로 비상계단을 뛰어 내려가거나 엘리베이터에 올라타기도 했다. 집에 가서 저녁을 준비해야 했기 때문이다. 현재 당신이 머물고 있는 곳이 요양원이라는 것을 기억하기도 했지만 계속 잊어버리기도 했다. 어느 환자든 요양원에 적응하기 전 처음 몇 개월은 가족의 도움이 절실히 필요한 때다. 어르신의 불안한 감정이 사라질 때까지 가족들이 자주 찾아와 힘이 되어 주었다면 적응하기가 훨씬 쉬웠을 것이다. 그런데 그런 안정적인 적응기간을 갖지 못한 할머니는 점점 더 불안해했다. 어느 날에는 옷에 용변을 보는 일도 있었다. 간호사가 급하게 찾기에 가보았더니 할머니가 화장실에서 나오질 않고 있었다. 당신도 모르게 바지가 더럽혀

지자 정신이 번쩍 든 할머니는 화장실에서 빨래를 하기 시작했다. 속옷 정도라면 몰라도 작은 세면대에서 겉옷까지 빨고 있으니 바닥에 물이 흥건했다. 빨래 안 해도 괜찮으니 그냥 나오시라고 아무리 얘기해도 문고리를 잡고 버티는 것이었다. 한참의 설득 끝에 화장실 문을 열고 빼꼼히 내다보던 할머니의 그 황망한 눈빛을 어떻게 표현할 수 있을까. 그것은 허망함과 수치심까지 더해진 눈빛이었다. 스태프들이 억지로 할머니를 타올로 감싸 샤워실로 데리고 갔지만 할머니에게는 이 일이 이미 큰 상처가 되었다. 아마도 할머니에게 이런 일은 여러 번 있었을 것이다. 문제는 많은 사람의 눈이 할머니에게로 향해 있었던 것이다. 스스로 조용히 처리하고 싶었을 할머니의 마음이 상처 받은 순간이었다.

요양원의 환자들이 옷이나 기저귀에 실례를 하는 것은 유난한 일이 아니다. 일상적인 일이고 항상 조용히 처리된다. 하지만 그때는 세면대의 물이 넘쳐나며 일이 커져버린 것이다. 확실히 할머니의 행동장애는 이후 더 심해졌다. 공격적 성향도 보이고 전혀 안정이 되지 않았다. 할머니가 느꼈던 큰 수치심은 할머니를 더 깊고 깜깜한 곳으로 몰아간 것이다. 그리고 며칠 후 할머니가 보이지 않았다. 너무 심한 행동장애로 병원에 갔다고 했다. 치매를 앓고 있는 다른 민족의 환자들이 "나 깜빡했어"라는 말로 끝내는 일이 우리 어르신들에게는 큰 흉터로 가슴에 남는 것이다. 충분히 있을 수 있는 일이고 당신은 전혀 잘못한 것이 없다는 것을 할머니가 이해하길 바랐다. 이 이후로도 비슷한 눈빛을 보여준 많은 한국인 환자들에게 나는 같은 말을 했다. 여기에서 일하는 사람들이 다 도와줄 것이니 괜찮다고, 마음 편히 계시라고.

미국인 치매환자들은 모두 다 "I forgot!"이라고 말한다.

그렇게 얘기하면 그만이다. 그들은 당신들이 나이가 든 탓에 자주 잊어버리기도 하고 기억도 가끔 흐릿한 것이라고 생각한다. 이를 바라보는 가족들도 몹쓸 병에 걸린 부모를 보는 그런 안타까운 눈빛을 짓지 않는다. 콘서트 관람을 위한 소풍 중에 바지에 볼일을 보고도 "나 참아지지 않는 거 너도 알잖아. 자꾸 잊어버리기도 하고…"라며 웃음으로 흘려버린다. 우리 사회가 치매와 기억력 쇠퇴를 정확히 구분하는 방법에 대해 구체적으로 나열해가며 치매에 대한 경각심을 고조시킬 때, 이들에게 치매는 기억나지 않는 증상이 좀 더 심해진 것뿐이다.

지나간 기억의 순서들이 헝클어지긴 했어도 많은 것이 그대로 기억되고 있고, 가끔 예전에는 하지 않던 행동장애가 나타나긴 해도 그들의 인격은 저 안에 고스란히 자리 잡고 있다. 밝은 성격을 갖고 있는 어르신들은 그 성격대로 밝게 지내고, 예민한 사람들은 머릿속에서 여러 가지 생각들이 함께 춤을 추기도 하지만, 지금 현재 주위에서 보고 느낄 수 있는 일상적인 일들로 대화도 나누고 간혹 오랜 세월 쌓아온 지혜로운 충고도 해주는 등 보통의 어르신들과 다를 바가 없다. 나는 하루에도 몇 번씩 이 어르신들이 하는 말씀과 프로그램 시간에 보여주는 열정으로 인해 박장대소를 한다. 그리고 나의 박장대소에 대답하는 어르신들의 환한 미소가 너무나도 좋다. 오랫동안 함께 살아온 배우자와 친척들이 알고 있는 그 사람이 이제는 아닐 수 있다는 것과 그들과 함께 만들었던 기억들을 공유할 수 없다는 슬픔이 가족 간에 있을 뿐이지, 나와 스태프들에게는 연세 많은 그래서 가끔 기억이 잘 나지 않는 평범한 어른들일 뿐이다.

이옥동 할아버지는 105세에 돌아가셨다. 아흔을 훨씬 넘긴 연세에도 여러 프로그램에 참여했었다. 당신이 어디에 있는지 나이가 어떻게 되는지는 몰랐지만 마지막 1, 2년을 빼고는 당신의 몸이 허락하는 한 그림도 그리고 아침운동도 하고 파티에 참석하기도 했다. 낮에는 항상 다리를 꼰 자세로 휠체어에 앉아 식탁 위에 펼쳐놓은 신문을 보기도 하고 졸기도 했다. 침대에서 주무실 때도 똑같은 자세로 다리를 꼬고 주무셨다. 야구를 좋아하는 할아버지는 가끔 대학시절 이야기와 그때 즐겨 하던 야구 이야기도 해주곤 했다. 과거에는 당신이 큰 식당사업을 했고 지금도 새 비즈니스를 구상 중이라는 말도 덧붙였다. 마지막 1년은 말하기도 힘들고 청력도 좋지 않았지만 여전히 다리를 꼰 채로 휠체어에 앉아 하루를 조용히 보내곤 했다. 프로그램에 참여할 만한 여력은 없었지만 할아버지 눈앞에서 인사를 하면 아무 말없이 큰 미소를 짓곤 했다. 100세를 훌쩍 넘긴 어르신의 기억력이 어두워졌다는 것은 전혀 이상할 것이 없는 일이다. 젊은 사람이 하는 인사에 고개를 끄덕이며 밝은 미소를 지어주는 것만으로도 충분했다.

왕슈 할머니는 아침운동부터 오후의 프로그램까지 권하는 것은 모두 다 하려고 노력하는 중국인 환자다. 못 알아들을 말을 혼자서 중얼거리기도 하고 밤낮이 바뀌어 하루 종일 졸 때도 있지만 깨어있을 때는 최선을 다해 생활한다. 치매가 심해 본인의 가족도 알아보지 못할 때가 많지만 프로그램에 부지런히 참여하는 모습이 참 보기 좋았다. 이것저것 권할 때도 나는 영어로 할머니는 중국어로 이야기해도 우리는 찰떡같이 서로의 마음을 알아차렸다. 아침운동을 처음부터 끝까지 잘도 따라 하고, 어려운 퍼즐을 뚝딱 끝내고는 감탄하는 나에게 수줍은 미소를 띠며 계면쩍어하는 모습이 너무나도 아름답다. 한번은 중국인 스태프의 도움으로 왕슈 할머니가 어떤 마음으로 운동도 하고 영화도 보고 잘 되지 않는 퍼즐을 붙들고 있는지 물어보았다. 왕슈 할머니는 나를 선생으로 알고 있었고, 당신은 부족한 것이 많아 더 배워야 하는데 마음처럼 잘하지 못한다고 대답했다. 나를 어떤 사람으로 알고 있든 당신이 어디에 있는지는 몰라도, 왕슈 할머니는 뭐든 열심히 배우려 노력하고 가끔 그 노력이 만들어낸 성과에 큰 기쁨을 느끼고 있다.

기억해야 할 것이 너무나도 많은 현대의 삶에서 이제는 좀 잊고 산들 무슨 문제가 될까. 오히려 알아야 할 것과 기억해야 할 것들이 홍수처럼 넘쳐나는 세상에서 이제는 우리가 있으니 편히 사시라고 하고 싶다. 치매를 기억력의 쇠퇴와 구분하는 것은, 연구와 연구를 거듭하며 약을 개발하는 사람들과 이를 처방해야 할 의사들의 몫이다. 우리가 걱정할 것은 치매에 걸린 어르신들이 아니라, 요양원이 이런 어르신들을 위해 그 역할을 제대로 하고 있는지 체크해야 하는 것이다.

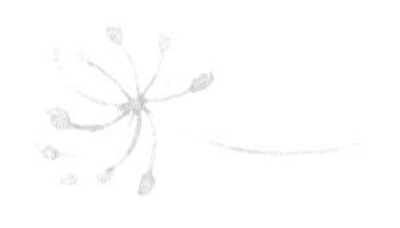

휠체어와 안경

내가 일하는 요양원에 거주하는 사람들은 치매나 중풍으로 인한 후유증으로 장애가 생긴 경우가 많았다. 그리고 이 두 가지 노인성 질환 중에서는 중풍환자의 수가 치매보다 많다. 중풍이라 하면 누구나 반신마비의 후유증을 가장 먼저 떠올리게 된다. 반신마비가 가장 많이 나타나는 증상이긴 하지만 마비의 경중과 뇌의 어느 부위에 손상이 있었는지에 따라 증상이 천차만별로 나타난다. 사람들은 인지능력에 변화가 오는 치매를 유난히 무서워하지만 중풍도 치매만큼 큰 인지능력의 변화를 겪는 경우가 많다. 이런 중풍환자의 인지능력 변화는 언어장애나 반신마비와 함께 오는 것이 대부분이라, 주위 사람들에게 그 행동이상의 수위가 치매에 비해 상대적으로 약하게 느껴지는 듯했다.

요즘은 젊은 사람들에게도 치매가 발병한다고 한다. 나는 아직 젊은 치매환자를 경험하지는 않았지만 여러 대사성 질환의 후유증이 중풍으로 발병하여 치매와 비슷한 증상을 보이는 젊은 환자들이 늘어나는 것은 느낄 수 있다.

종종 텔레비전에서는 중풍의 마비를 극복하고 많은 회복을 이뤄낸 인간승리의 사례들이 방영될 때가 있다. 이들이 텔레비전에 비춰지는 이유는 그만큼 정상적으로 회복하기가 어렵기 때문이다. 이런 회복을 위한 인간의 의지도 경이로운 일이지만, 더 많은 사람들이 회복을 기대할 수 없는 상황에서 보여주는 삶의 의지도 그에 못지않다. 겉으로 보기에는 육체적으로 충분히 재기 가능한 정도의 마비환자임에도 인지능력에 문제가 생겨 재기를 위한 환자의 의지를 바랄 수 없게 된 경우도 있지만, 회복이 불가능한 상황에서도 강한 의지로 또 다른 삶을 위해 끊임없이 노력하는 이들도 있다.

침대에 누워 천장에 고정된 시선조차 혼자서는 돌리기 힘든 이들의 삶에 대한 의지는 휠체어에 앉는 일로부터 시작된다. 그리고 휠체어에 적응하는 과정은 항상 고통을 참아내는 인내의 시간이 된다. 물론 이것은 의사의 진단에 의한 휠체어 공급과 스태프들의 많은 노동력이 함께해야 가능한 일이다. 반신마비의 정도가 아니라 한쪽 손이나 팔 정도 만을 움직일 수 있거나 자신의 머리도 지탱하기 힘든 상황에서 보여주는 강인함으로 무장한 인내심은 항상 나를 감동시켰다. 마비가 조금이라도 덜했다면 충분히 많은 회복을 이루어낼 수 있는 철인과 같은 의지력을 갖고 있는 사람들이었다.

휠체어는 걷는 것이 자유롭지 못한 모든 사람들의 이동을 돕는 역할과 함께 또 다른 의미를 갖고 있다. 단순히 수발을 해주는 서비스를 넘어 요양원이 사회의 축소판 역할을 하고 환자들이 이 축소된 삶의 동선을 따라갈 수 있게 해주는 것이 휠체어다. 아침에 잠에서 깬 후 남들처럼 앉아 식사를 하고 사람들과 눈을 맞추며 대화를 하는 등의 간단한 일상들을 포함해, 취미는 아니어도 가끔 당신들 마음에 드는 프로그램에 쉽게 참여하는 것은 환자의 삶의 질을 좌우하는 일이 된다.

미스터 청이 휠체어에 앉기 시작한 처음 몇 달간은 자세가 삐뚤어져 있거나 발의 높이가 조금만 불편해도 많이 괴로워했다. 혼자서는 조금도 자세를 바꿀 수 없기 때문이다. 말로 표현하지는 않았지만 그 고통이 온 얼굴에 드러났었다. 처음에는 한두 시간 안에 침대로 돌아가야 했지만 괴로운 몇 달이 지나면서 고통은 조금씩 줄어들었고 휠체어에 앉아 있을 수 있는 시간이 늘어갔다. 휠체어에 앉아 있는 것이 수월해지면서 혼자 있어야 하는 방을 벗어나 하루에 네다섯 시간 동안 라운지나 식당에서 사람들과 대화를 하거나 신문을 보는 여유도 생겼다.

미스터 청은 4개 국어를 유창하게 사용하며 요양원의 다른 환자와 가족들 그리고 스태프들과도 많은 이야기를 나눈다. 방문객이나 새로 온 환자들에게도 친절하게 대하며 도움을 주기 위해 노력한다. 미스터 청과의 대화는 나에게 있어서도 즐거운 일상이었다. 나는 미스터 청이 처음 이곳에 올 때부터 쓰고 있던 안경이 너무 좋았다. 그 안경은 비록 몸은 전혀 움직일 수 없지만 자신의 눈에 보이는 모든 것을 읽고 담아내려는 미스터 청의 의지라는 생각이 들었다. 요양원으로 매일 배달되는 두꺼운 중국신문도 이 안경을 통해 담아내고 요양원에서 만나는 모든 사람들도 이 안경을 통해 하나하나 기억하고 있었다. 미스터 청은 아직도 한쪽 팔 이외에는 스스로 전혀 움직일 수가 없다. 휠체어에 앉는 것이 익숙해졌다고 해서 고통이 없어진 것은 아니기 때문에, 자신의 인생을 침대 위에 누워있는 것으로 끝내지 않기 위한 그의 노력은 몇 년을 하루같이 멈추지 않고 있으며, 쓰고 있는 안경도 절대 포기하지 않고 있다.

마비환자뿐 아니라 운신이 어려운 모든 사람들이 낮에는 침대에서 벗어나 휠체어에 앉아 다른 사람들과 함께 시간을 보내며 물리치료도 받고 프로그램에 참여하고 있는데, 이는 삶의 질뿐만 아니라 욕창과 폐렴을 방지하는 데도 도움이 된다. 몸이 더 심하게 오그라들며 굳어버리는 현상을 방지해주기 때문이다. 이러한 까닭에 토털케어가 필요한 대부분의 환자들에게 평상복을 챙겨 입힌 후 의자에 앉히고 다시 침대로 옮기는 일은 많은 인력을 필요로 함과 동시에 요양원의 주요 업무이기도 하다. 하지만 이러한 일들이 아무리 환자 자신에게 더 나은 삶의 질을 제공한다 하더라도 본인의 의지와 보호자의 결정에 반해 강제할 수는 없는 일이다. 이러한 까닭에 중풍의 후유증이 심하지 않았으나 침대에서 나오지 않으려는 환자들이 결국 침대에서 나올 수 없는 상황에까지 이르게 된 경우도 있다.

중풍으로 인한 마비는 심하지 않았고 인지능력도 정상인 할머니 한 분이 있었다. 힘든 일이겠지만 아침운동 시간만이라도 식당에 나오시라고 권했었다. 좋은 소리도 자주하면 잔소리가 되는 법인지라 잊어버릴 만하면 한 번씩 말씀드렸다. 침대에 누워있는 것도 고단한 일이라 아침에는 굳은 결심을 하고 간호보조사의 도움으로 휠체어에 앉아보지만, 한 시간도 안 돼 엉덩이가 아파서 침대로 가야 한다고 했고 그 시간은 점점 더 짧아졌다. 혹시나 당신이 침대로 돌아가고 싶을 때 바로 도움을 받지 못할까 봐 아예 침대에서 나오지 않으려고도 했다. 가족들 또한 그런 어머니가 조금이라도 노력해주기를 바랐지만 완고한 어머니의 의지를 꺾지는 못했다. 결국에는 당신이 원하는 대로 하라고 할 수밖에 없었다. 당신이 좋아하는 핑크색 옷들이 옷장 안에 가득했지만 할머니는 이 옷을 입을 일이 없었다. 요양원에 오실 때부터 지금까지 아들이 꼭 챙겨주는 생수병을 들 힘조차, 이불을 당겨 당신의 가슴을 덮을 힘조차 이젠 없다. 갈수록 당신의 손은 왜 이리 떨리는지, 식사를 잘하는 데도 불구하고 몸은 점점 더 앙상해진다고 말씀하신다. 내가 이 환자에게 해줄 수 있는 일은 이불을 덮어주는 일과 창가에 놓여있는 화분에 대신 물을 주는 일이다. 더불어 욕창과 몸이 굳는 증상으로 더 큰 고통을 겪지 않도록 스태프들이 각별히 살피는 수밖에 없는 일이다.

이 환자의 의지가 유난히 약한 것은 아니다. 할머니가 겪어내야 하는 고통이 그만큼 크다는 것을 알기에 포기할 수밖에 없는 환자의 의지를 탓할 수가 없었다. 모든 병증의 환자들이 제일 싫어하는 상황은 인지능력은 정상인데 기저귀를 차고 누워 혼자서는 몸도 못 돌리고 꼼짝도 못하게 되는 것이다. 이런 상황이 시작되면 몸의 여러 곳들이 상하게 되고 고통은 배가된다. 환자의 인지능력이 정상인 경우 누워있는 고통이 훨씬 더 크다. 그러기 전에 죽으면 된다고 모두들 이야기하지만 편하게 죽는 것이 그리 쉬운 일은 아니다. 돌아가시기 전까지 정신적·육체적으로 최소한의 삶의 질을 유지하기 위해서는 마지막 남은 힘을 다해 짧은 시간이라도 앉아서 생활하기를 권하고 또 권한다. 그래야 가시는 마지막이 편하다고 말이다.

바보상자

하루 종일 연속극을 챙겨보고 뉴스에 귀 기울이며, 텔레비전에 대고 욕도 하고 웃기도 하는 할머니는 텔레비전 보는 재미에 살고 있다고 해도 과언이 아닐 정도로 텔레비전 사랑이 극진하다. 여러 개의 채널을 돌려가며 보지도 않고 단 하나의 채널만 몇 년째 보고 있다. 텔레비전 속 이야기에 울고 웃고 이야기까지 나누는 할머니는 치매를 앓고 있는 것도 아니고 인지능력도 지극히 정상적인 분이다. 처음 요양원 생활을 시작할 때부터 할머니는 남들과 함께 있는 것을 싫어해 식사도 혼자 하고, 옷장과 서랍을 정리하거나 운동 삼아 워커에 몸을 기대어 복도를 걷기도 하며 하루하루를 보냈다. 그러나 여러 차례 넘어지길 반복하며 골절이 겹쳤고, 쉽게 나아지지 않는 골절로 운신이 어려워지자 침대에서 대부분의 시간을 보내게 된 것이다. 난 자존심이 유난히 강한 할머니가 받을 고통이 안타까웠지만 할머니는 내 우려와는 달리 밝은 얼굴로 텔레비전을 열심히 보기 시작했다.

할머니는 그 시대의 많은 한국 사람들과 마찬가지로 교육의 기회를 전혀 갖지 못해 한글을 알지 못한다고 한다. 글을 알지 못한다는 것이 당신에게는 큰 콤플렉스여서 남들과 함께 있는 것을 좋아하지 않았고 교회나 복지시설도 다니지 않았다. 사람들과 함께하는 것에 거부감을 갖고 있는 사람에게 주위환경이 바뀌었으며 도움이 될 수 있다는 일반적인 상식으로 그룹에 속하기를 강요할 수는 없는 것이고, 취미도 없는 프로그램에 끌어다 앉혀놓는 것도 한심한 일이다. 이런 할머니가 텔레비전을 통해 당신의 즐거움을 찾고 있으니 참으로 잘된 일이었다. 더구나 목욕할 때를 제외하고는 방안의 침대가 세상의 전부가 된 할머니에게 텔레비전은 방 밖의 세상을 숨쉴 수 있게 해주었다. 뉴스 내용이나 드라마의 줄거리를 이해하고 그 시간을 기다리면서까지 재미있어하는 할머니와는 이것저것 대화할 거리들도 많았다.

오히려 당신 스스로 운신이 가능했던 예전에는 예민하고 무겁게 느껴져 다가서기가 쉽지 않았다. 잠깐이라도 이야기상대가 되려고 방문을 할 때면 몇 마디 나누기도 전에 할머니의 냉랭함에 밀려 서둘러 방을 나왔었다. 그랬던 할머니가 당신의 아픔을 꺼내놓기보다는 유난히 더워진 고국의 여름에 걱정을 보태고, 보지도 못한 이들의 불행에 안타까워한다. 그리고 절망감 대신에 덤으로 얻은 듯한 어린애 같은 환한 미소도 보여준다.

많은 분들이 이런 할머니의 텔레비전 사랑이 뭐 그리 유별난 일일까 하고 생각할 것이다. 어른 아이 할 것 없이 누구나 매일 쉽게 접하는 것이 텔레비전인지라 특별할 것도 없는 데다 바보상자라고까지 불리는데 말이다. 더불어 별다른 선택권이 없는 중증장애의 환자들이니 쉽게 집중할 것이란 생각을 할 수도 있다. 그러나 노환의 고통과 가족과 떨어져 사는 상실감 그리고 어두워진 정신력을 떨쳐내고 텔레비전에 온 마음을 쏟는 일이 그리 쉽지는 않다. 당신이 느끼는 고통이 너무 크기에 그 이외의 것에 마음을 쏟을 여유는 없고 우울은 더욱 깊어지니 텔레비전 속 이야기에 감정을 몰입하고 맞장구를 치기는 더욱 어려웠다. 오히려 중증장애의 환자 중 이러한 상황에서 텔레비전에 몰입하거나 온 마음으로 희로애락을 느끼는 어르신들은 대부분 인지능력을 잘 유지하고 있거나 우울증에 쉽게 걸리지 않는다. 전혀 특별해보이지 않는 텔레비전 시청이 취미를 넘어 삶의 지렛대 구실을 충분히 하고 있는 것이다.

미스터 존스도 하루 종일 텔레비전만 본다. 방안의 불은 어두운 날에도 항상 꺼져 있다. 그래야 당신이 좋아하는 영화채널을 좀 더 집중하여 즐길 수 있기 때문이다. 믿어지지 않을지 모르지만 10년이 넘는 세월을 침대에 누워 텔레비전만 보며 생활했다. 하루에 한 번은 내가 방문을 하는데 그때마다 눈을 초롱초롱하게 뜨고 침대에 누워 10년 전과 똑같이 밝은 얼굴로 영화를 보고 있다. 중풍으로 몸을 쉽게 움직일 수 없고 의사소통도 쉽지 않지만 그의 얼굴 표정에는 방금 전까지 보던 텔레비전의 내용들이 배어 있다. 이런 그가 텔레비전에 문제가 생기기라도 하면 다른 사람처럼 변하여 방문 앞에서 소리를 지른다. 텔레비전을 고쳐놓을 때까지 그치지를 않는다. 꼬박 이틀을 소리지르 적도 있었다.

방문 앞 휠체어에 앉아 소리를 지르는 그가 정상적으로 보이지는 않겠지만, 미스터 존스는 당신 방의 벽에 꽃 그림과 크리스마스 장식 그리고 할로윈 장식을 일년 내내 붙여놓고 고물 라디오를 틀어 올드 팝송을 듣기도 하는 무척 아기자기한 성향을 가진 사람이다. 중풍으로 인해 말하는 데 어려움이 있는 그가 절실함을 표현하는 방법이 소리지르는 것이고, 이 방법은 항상 스태프들의 혼을 쏙 빼놓으며 빠른 해결을 재촉했다. 건강을 잃은 당신이 텔레비전만큼은 단 하루도 잃고 싶지 않다는 그만의 표현인 것이다. 가끔 요양원 밖에서 파는 피자나 햄버거가 먹고 싶어도 방 구석 어딘가에 숨겨놓았던 돈을 내밀며 소리를 지른다. 소리를 지르는 중간중간에도 인사를 하는 나에게나 옆방 할머니에게는 밝은 미소로 답하고, 휴가로 한참 동안 보지 못한 스태프를 보면 반가움에 또 소리를 지른다. 그러니 미스터 존스의 방 앞을 지날 때마다 영락없이 들리는 텔레비전 소리가 반갑게 들리고, 텔레비전을 고쳐달라고 지르는 불평의 소리에 오히려 안심이 되는 것도 무리는 아닐 것이다.

이러한 텔레비전의 중요한 역할 때문에 302명의 환자를 수용할 수 있는 요양원에는 환자의 수보다 텔레비전의 수가 훨씬 많다. 요양원의 환자들이 몰입하는 정도에 차이가 있긴 해도 텔레비전 시청으로 무료한 시간을 보내는 사람들이 많으니, 층마다 있는 몇 개의 독방을 제외하고는 두 사람이 한 방을 함께 사용해도 텔레비전만은 개인별로 하나씩 준비가 되어 있다. 집중이 힘든 어르신들에게 억지로 텔레비전을 보게 할 수는 없는 일이지만, 눈이 잘 안 보이는 환자들에게는 텔레비전을 가까이 끌어와 바로 눈앞에서 볼 수 있도록 텔레비전 지지대를 설치해주기도 하고, 청력이 안 좋은 환자들에게는 룸메이트에게 방해되지 않는 선에서 소리를 크게 들을 수 있도록 귀 옆에 스피커를 따로 설치하기도 한다. 다양한 민족의 환자들에 맞추어 채널을 나라별로 준비하고 있는 것도 텔레비전이 환자들의 삶의 질을 크게 좌우하기 때문이다.

죽은 듯이 누워있는 환자들에게도 텔레비전은 음악과 세상사를 들려준다. 텔레비전은 볼 수도 있지만 들을 수도 있는 물건이라 숨만 쉬고 있는 것처럼 보이는 환자들에게도 분명히 큰 자극이 된다.

뱃속의 태아에게도 노래를 불러주고 책을 읽어주는 것이 전혀 이상하지 않은 세상에 이의를 제기할 사람은 아무도 없을 것이다. 그렇기 때문에 아무것도 도와줄 수 없는 이런 환자들에게 꺼져있는 텔레비전을 잊지 않고 켜주는 것이 우리가 보여줄 수 있는 최소한의 노력이 된다.

난 오래 살 거야

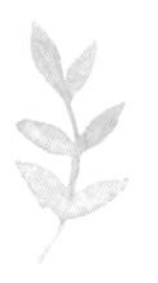

요양원에서 직장생활을 시작하면서 많은 어르신들과 마음을 나누며 생활했고, 그 모든 사람들과의 인연들이 꿈인 듯 짧게도 지나갔다. 몇 주 안 되는 짧은 기억에서부터 매일 보는 식구들처럼 오랫동안 지속된 시간도 있었다. 그 기억 중 가장 처음에 미세스 민이 있다. 엉겁결에 시작한 일이었다. 문화적 차이를 온몸으로 실감하며, 힘들어도 수다로 스트레스를 함께 풀어낼 한국인 동료도 없었다. 하루 종일 어설픈 영어로 우왕좌왕할 때 예전의 노제자들처럼 잘하는 것도 없는 나를 무조건 예쁘다며 어설픈 직장생활로 잃어버린 자존감을 되살려준 사람이 미세스 민이었다. 강직하지만 아주 살가운 성격의 할머니는 노상 손을 잡아주고 안아주고는 했다. 사람 볼 줄 모르는 사람이 봐도 곱게 자란 것을 금방 알 수 있을 만큼 얼굴도 손도 다 고왔다. 그 연세의 다른 어르신들의 옛날이야기에서 빠지지 않는 힘겨운 인생살이가 미세스 민의 옛날이야기 속에는 없었다. 서울 도심에서 유복하게 자라고 머슴 등에 업혀 학교에 다니던 이야기와 남편이 철도국 높은 자리에 있었다는 이야기, 그리고 전쟁 때 가족들과 함께 트럭을 타고 그야말로 편하게 피난을 갔었던 이야기들을 해주었다. 그 힘들던 시대에도 부족함 없이 곱게 자란 것을 옛날이야기 속에서나 고운 외모에서 쉽게 짐작할 수 있었다.

주위의 한국인 환자들이 빨리 죽고 싶다는 말을 남발할 때마다 "난 죽고 싶지 않아", "그런 소리는 듣기도 싫어" 하며 화를 내거나 귀까지 막았었다. 아직도 기억나는 그때 할머니의 룸메이트는 유난히도 죽고 싶다는 소리를 많이 하던 환자였다. 미세스 민은 이 좋은 세상을 왜 서둘러 등지느냐며 "난 오래 살 거야"라고 했었다. 삶에 대한 애착이 큰 만큼 뭐든 열심히 하려고 노력했다. 몸 이곳저곳에 퍼진 종양을 제거하기 위해 여러 차례 수술을 받았지만 머릿속 암덩어리는 건드릴 수 없어 그냥 함께 살고 있다고 한다. 듣는 내가 긴가민가할 정도로 무척 덤덤하게 이야기하곤 했다. 시력이 많이 떨어지고 가끔 머리도 아프다고는 했지만 다행히 큰 고통 없이 지냈었다. 덕분에 우리를 포함해 할머니 본인조차 암의 존재를 잊고 살았다.

오랜 암투병으로 체력이 많이 약해진 탓에 이동을 위해서는 휠체어를 이용해야 했지만 방안에서의 작은 일상들은 혼자 충분히 할 수 있었다. 아침에 일어나서부터 아무런 도움 없이 침대에서 내려와 식당에 나오기까지 천천히 모든 일상들을 스스로 해낸 것이다. 목욕을 제외하고는 직접 다 했다고 해도 과언이 아니었다. 당신의 큰 자랑 중 하나는 아침마다 세면대에서 직접 머리를 감은 후 수건을 적셔 온몸 구석구석을 닦는다는 것이었다. 이를 아침마다 자랑하곤 했다. 하긴 요양원에 있는 비슷한 연세의 다른 환자들은 엄두도 못 낼 일이니 자랑할 만했다. 부지런한 할머니 덕에 하얗지만 숱이 많은 할머니의 머리카락은 항상 상쾌하게 찰랑거렸다.

요양원의 환자들이 화장실을 스스로 사용할 수 있는지의 여부는 환자의 인지능력이나 신체능력을 파악하는 기준이 되기도 한다. 간단한 부축만으로도 일을 볼 수 있을 정도만 되어도 환자는 삶의 질을 유지하기에 좋은 조건이 된다. 또한 본인이 화장실을 가기 위해서는 도움이 필요한 상태임을 충분히 알고 있으며 필요할 때마다 도움을 요청할 수 있을 정도의 인지능력을 유지하는 것도 중요하다. 요양원의 특성상 이러한 정도의 상태를 유지할 수 있는 사람들이 많지 않다.

화장실을 위험 없이 사용할 수 있는 환자들은 요양원에서 어느 정도의 독립적인 생활패턴을 자연스럽게 유지하게 된다. 미세스 민도 그런 환자이고 스스로 일상적인 것들을 할 수 있는 것에 감사하며 즐기기도 하고 자랑하기도 했다. 식당에는 식사시간과 프로그램 시간에만 머물고 나머지 시간에는 당신 방에서 지내면서 화장실도 가고 텔레비전도 보고 앉아서 졸기도 했다. 딸이 정성스럽게 챙겨다 주는 예쁜 옷들을 하루에도 몇 번씩 갈아입기도 하고 화분에 손수 물을 주며 정성을 쏟기도 했다. 건강한 사람들에겐 이런 것들이 일도 아니지만 요양원에 있는 환자들에게는 집중력과 주의력 그리고 많은 시간을 필요로 하는 일들이다. 10미터가 안 되는 방과 식당 사이를 왕복하는 것도 한참이 걸린다. 휠체어를 밀어줄 수도 있지만 시간이 걸리더라도 스스로 하도록 하는 것이 여러모로 도움이 되는 일이라 할머니의 휠체어는 식당과 방을 하루 종일 왔다 갔다하는 듯 보였다.

90세 이상의 노환이 있는 어르신들이 침대에 눕지 않고 하루의 시간을 규칙적으로 보내는 것은 보통의 인내심으로는 어려운 일이다. 아침식사 전에 스스로 씻고 옷을 갈아입는 일만으로도 아침시간을 다 보낸다. 내가 오전 프로그램을 준비하는 시간에는 식사를 끝내고 식당이나 복도의 어딘가에서 졸고 있는 경우가 많다. 아침운동은 물론이고 퍼즐, 만들기, 게임 등 어떤 프로그램이든지 할 수 있는 건 모두 참여했다. 재미있어서 하는 건 아닌 것 같고 무엇이든 열심히 움직이기 위해 하는 것 같았다. 젊은 사람이 권하니 거절하지 못하고 뜨개질도 했다. 반 이상은 눈을 감고 하는 상황이라 한 시간을 해도 두어 줄밖에 못했다. 처음에는 눈을 감고 있는 시간이 많지 않았지만 점점 그 시간이 길어졌다. 뜨개질을 해도 코가 다 빠져서 끝나고 나면 내가 한참 동안이나 고쳐놓았다. 뚜렷하게 뭔가를 만드는 건 아니었지만 돌아가시기 전까지 사람 하나는 충분히 덮을 정도로 큰 포대기를 떴다. 그렇게 뜬 포대기의 중간중간 울퉁불통하게 코가 빠진 흔적들은 할머니의 굳센 의지로 보아도 지나친 감성은 아닐 것 같다. 돌아가신 후에 가족들은 할머니가 짜놓은 포대기를 버려도 된다고 했지만 나는 한참 동안 버리지 못하고 갖고 있었다.

조금 거리가 떨어진 곳에 사는 딸이 자주 오지는 못했고, 할머니가 너무 보고 싶어 하는 아들은 한국에 살고 있어서 더욱 보기가 힘들었지만 전화통화는 자주 했었다. 그 예쁜 자식들을 자주 볼 수 없는 것이 할머니의 가장 큰 슬픔이었다. 가끔 미국에서 자라 미국적인 생활에 익숙한 딸이 엄마에게 무엇을 사주면 좋을지 내게 물어올 때가 있었다. 할머니는 쌈을 유난히 좋아했다. 상추에 쌈장만 있어도 입이 다물어지지 않을 정도로 큰 쌈을 싸서 연신 입에 넣었다. 혈압 때문에 소금 섭취를 줄여야 해서 자주 준비해줄 수는 없었지만 식사를 못할 때는 가끔 상추와 쌈장을 준비했었다. 입을 크게 벌리느라 쓰고 있던 안경이 삐뚤어질 지경이었다. 돌아가시기 전 입맛이 떨어져 아무것도 드시지 못할 때도 쌈은 할머니의 마지막 식사를 맛나게 만들었다. 그리고 많이 고생하지 않고 편하게 돌아가셨다.

내 나이 오십을 넘기면서 어머니를 잃었고 가까운 친구의 부모님과 요양원의 정든 사람들을 많이 잃었지만, 인생을 통틀어 어떤 인연을 막론하고 오랫동안 마음을 주고 교감했던 사람을 잃은 것은 이때 미세스 민이 처음이었다. 내가 항상 겪어야 하는 일임을 알고 있었고 아까운 것 없이 열심히 살다 가신 분이기에 그리 슬퍼할 일은 아니라고 나 스스로를 다잡았다. 할머니가 돌아가신 후에 자녀들이 할머니의 모든 소지품들을 요양원에 기증했다. 그 후 유난히 꽃무늬가 많은 할머니의 옷들을 다른 환자들이 입은 것을 볼 때마다 이상한 기분이 들었다.

식당에 울려 퍼지던 중국 국가

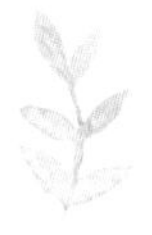

이곳 요양원의 아시안 층에는 김씨와 박씨 성을 가진 여러 한국인 환자가 있듯이 왕씨 성의 중국인 환자들도 항상 몇 명씩은 있었다. 미세스 왕은 그 흔한 이름만큼 어디서나 볼 수 있는 몸이 넉넉한 중국인 할머니다. 천식으로 오랫동안 고생했고 노환으로 혼자서는 운신이 어려워져 요양원 생활을 시작한 것이다. 혼자서는 걸을 수 없지만 몸에 마비증세가 있는 것은 아니기 때문에, 상체는 자유롭게 움직일 수 있었고 휠체어도 스스로 움직일 수가 있었다. 빠르진 않아도 방이며 식당이며 원하는 대로 다닐 수 있었다. 이런 환자들은 프로그램이 없을 때는 방으로 가기도 하고 복도 뒤쪽에 있는 라운지에 가서 맑은 공기도 마시고는 하는데, 미세스 왕은 식당에 있는 것을 좋아했다. 감기라도 걸려 침대에 머무르게 되면 너무나 슬픈 표정으로 답답해했다. 자립이 가능한 환자임에도 온전히 본인의 의사로 아침 일찍 침대에서 나와 저녁에 잠자기 전까지는 절대 방으로 돌아가지 않는 사람들이 있다. 저녁 식사가 끝나고, 저녁 프로그램인 빙고까지 마친 후 9시가 다 되어야 침대로 돌아가는 환자들이다. 미세스 왕도 그런 환자 중 한 사람이다. 노환의 고통을 말로 표현하기도 힘든 분들이 도대체 어디서 그런 강단이 나오는지 점심만 먹어도 늘어지는 나에게는 신기할 따름이다. 내가 보았던 이런 환자들은 어느 민족이건 상관없이 대부분 사회성과 인내심이 강하고 더불어 삶의 질도 잘 유지했다.

돌아가시기 전 2주일 정도를 제외하고는 식당 엘리베이터 옆 당신의 자리에 5년 동안 하루도 거르지 않고 앉아 있었다. 그것도 그냥 앉아 있는 것이 아니라 수시로 노래까지 불렀다. 특별히 목청이 좋거나 노래를 잘 부르는 것이 아니라 그냥 노래 부르는 것을 좋아한 것이다. 기독교 신자이니 찬송가를 부르기도 했지만 제일 많이 부르고 힘차게 불렀던 노래가 중국의 국가였다. 하도 많이 불러서 나중엔 나도 따라 부를 정도였다.

신체적·정신적 능력이 많이 떨어진 환자들이 앉아 있는 식당의 분위기는 굳이 설명하지 않아도 알 것이다. 이런 가운데 퍼지는 기운찬 노랫소리는 환자들에게도 나에게도 단비와 같은 것이었다. 중국의 국가는 군가처럼 씩씩했고 축 처진 식당의 무거운 분위기는 미세스 왕의 노랫소리로 전투력이 급상승하곤 했다. 이렇게 노래를 좋아하는 미세스 왕 때문에 아침운동이 끝나면 항상 돌아가며 노래를 했다. 당연히 미세스 왕이 기운차게 선창을 했고 한국인 환자들을 위해서는 〈고향의 봄〉과 누구나 다 알만한 간단한 동요들을 함께 불렀다. 가사를 몰라도 입으로 박자를 맞춰주며 흥을 내주는 미세스 왕 때문에 아침 노래 시간이 즐거웠다. 미세스 왕이 돌아가신 후에는 노래 시간을 계속 이어가기가 쉽지 않았다.

미세스 왕은 작은 그룹의 프로그램을 포함해 파티, 빙고 등의 프로그램에도 부지런히 참여했다. 영어와 중국어가 가능했기 때문에 미국인 환자들을 중심으로 하는 게임에도 적극적으로 참여했다. 그래도 각 층에서 하는 프로그램에 우선적으로 참여하고 저녁에 가끔 심심하면 빙고를 하러 가곤 했다. "미스 리! 미스 리!" 연신 나를 부르며 내가 하는 프로그램들을 무척이나 좋아했다. 그리고 미스 리도 많이 좋아해주었다. 프로그램을 진행할 때는 나 대신 졸고 있는 환자들을 깨워주었고 시끄럽게 중얼거리는 환자들을 나무라기도 했다. 중국어와 영어를 번갈아 사용하며 통역도 하고 다른 환자들을 선동하기도 했다. 정작 당신은 퍼즐을 유난히 잘하거나 손재주가 많아 색칠이나 가위질을 잘하는 것도 아니었다. 오히려 그런 것에는 별 취미가 없어 보였다. 살아있음을 확인하려는 듯이 애써가며 하는 것도 아니었다. 그날그날의 시간들을 거부하지 않고 자연스럽게 받아들이는 그런 정도의 느낌이었다.

가족은 많지 않았으나 가까이 사는 아들이 일주일에 몇 번씩 찾아와 엄마와 함께 차를 마시며 이야기를 나누기도 하고, 옛날에 다니던 교회 식구들이 가끔 방문하기도 했다. 아들이 오면 수염이 덥수룩한 아들 얼굴에 뽀뽀를 하며 항상 사랑한다고 말하곤 했다. 중년이 넘도록 혼자 사는 이 아들이 미세스 왕에겐 가장 큰 걱정이었다. 특히 아들이 지병인 당뇨로 병원행이 잦아지고 발가락 제거 수술까지 받게 되자 많이 슬퍼했다. 당뇨로 고생하는 아들의 잦은 병원행이 그녀의 마음을 가장 힘들게 했다. 결국 그 아들은 다리까지 절단하는 수술을 받고, 미세스 왕이 돌아가신 지 1년 후쯤부터는 젊은 나이에도 불구하고 이 요양원에 머물고 있다. 가끔 다른 층에 머물고 있는 할머니의 아들을 보게 되면 할머니의 슬픈 얼굴이 떠오르곤 한다. 너무나 다행인 것은 아들의 큰 수술과 요양원 생활의 시작이 미세스 왕이 돌아가시고 난 후라는 것이다. 아무리 강건한 할머니라도 요양원에서 아들과 함께 살면서 그 좋아하는 노래를 부를 수는 없었을 것이다. 자식이라고는 이 아들하고 나이가 더 많은 딸이 하나 멀리 살고 있었다. 딸은 자주 방문하지 못하는 대신 단장을 좋아하는 엄마에게 화장품과 액서서리들을 소포로 보내주곤 했다. 한사코 마다하는 스태프들에게도 옆자리의 할머니들에게도 이 선물들은 전해지곤 했는데, 이 외에도 당신이 가지고 있는 모든 것을 남에게 나눠주어야 직성이 풀렸다. 끼고 있던 반지까지 주려고 해서 애를 먹은 적도 있었다.

미세스 왕은 딸이 보내준 빨간 립스틱으로 매일 얼굴을 단장했다. 볼을 발그레하게 만드는 것이 전부인 간단한 화장이었고,

가끔은 볼을 너무 빨갛게 칠해서 우스꽝스러운 모양새가 될 때도 있었지만 화장만큼은 빼놓지 않았다. 당신이 앉은 휠체어 옆 구석에 끼워놓은 조그만 파우치 안에는 몇 가지 화장품과 손거울이 들어 있었는데, 이 손거울을 보며 얼굴 단장을 직접 했지만 손톱에 바르는 매니큐어는 손이 떨려서 스태프가 대신 칠해주곤 했다. 머리도 주말에 문을 여는 요양원 내의 미용실에서 2주에 한 번씩 꼭 단장했다. 아흔이 다 된 그리고 옷 하나도 스스로 입을 수 없는 사람이 단장을 한다고 해서 별다른 외모를 만들 수 있는 것은 아니었다. 거창할지 모르겠지만 이것이 미세스 왕의 삶에 대한 자세일 것이다. 숟가락 하나 들기도 힘든 노환에도 입술을 빨갛게 칠하고 허리를 곧게 펴고 앉아 흥얼거리는 미세스 왕의 노랫소리는, 해뜨기 전부터 일어나 몸을 깨끗이 하고 새벽 염불로 그날의 하루를 경건하게 시작하는 산사의 스님들이나, 새벽 기도와 함께 이른 하루를 시작하는 존경받는 목사님들의 경건함 못지않았다.

사실 치매 증상 없이 맑은 정신을 갖고 있으나 몸을 움직이지 못하는 상태가 된 사람들이 정신적으로는 더 피폐해지기 쉽다. 노환의 고통과 화장실도 남의 손을 빌려야 하는 상황에 정신 똑

바로 차리고 살기가 어디 쉬운 일이겠는가. 육체적인 장애는 정신적 고통으로 이어지고 괴로운 감정 이외의 것은 남아있지 않게 된다. 잘 살아왔던 지난 삶들도 괴로움의 전조였듯 내가 무슨 죄를 지어 이렇게 됐을까에 골몰한다. 하지만 미세스 왕이 남긴 기억에는 노환으로 인한 육체적 고통은 있었지만 정신적 고통은 없었던 듯하다. 노환의 육체적인 아픔 또한 남들 앞에서 크게 내색한 적이 없었다. 대신 넘치는 사랑과 당신이 받고 있는 모든 도움에 감사하는 감정들뿐이었다. 하지만 건강 상태가 나빠지면서 프로그램에 참여하고는 있지만 그때그때의 컨디션에 따라 어떤 때는 눈을 감고 있는 시간이 눈뜨고 있는 시간보다 길 때가 많아졌다. 몸이 좋지 않을 때도 침대에 누워 있는 것을 싫어해 휠체어에 앉아 하루 종일 눈을 감고 있을지언정 침대로는 가지 않았다. 병세가 심해져 병원으로 가기 전까지도 미세스 왕은 아침운동 시간에 휠체어에 앉아 노래를 흥얼거리며 몸을 흔들었다. 물론 순서는 엉망이고 팔만 흔들고 있었지만 미세스 왕의 노랫소리는 돌아가시기 바로 전까지도 식당에 울려 퍼졌다.

어릴 때부터 성인이 된 지금까지 닮고 싶은 위인 하나 없던 나는 이상하게도 이 요양원에서는 많은 사람들에게 감명 받고 감탄할 일도 많았다. 미세스 왕도 그런 사람 중 한 명이었다. 정으로 맺어진 인연이든 직장에서 일로 만들어진 인연이든 이 모든 인연들 속에서 미세스 왕에 관한 모든 기억들은 하나하나가 나에게 큰 교훈이 되었다.

내가 앞으로 걸어가야 할 미래의 시간들이 카펫 깔린 평탄한 길이기를 바라기보다는 그 어떤 종류의 길이라도 힘차게 걸어갈 수 있고 즐길 수 있는 강건한 삶의 자세를 갖고 싶다. 나이가 들고도 평생 건강하길, 노환이 제발 나를 피해가길, 이곳 사람들처럼 요양원에 오지 않고 내 집에서 살다 가길 바라는 마음이 아니라 미세스 왕처럼 살 수 있기를 바란다.

당신이 받은 모든 도움에 감사하며 나를 포함한 스태프들을 사랑해주었고, 특히 당신의 삶을 사랑했던 미세스 왕을 만날 수 있었던 것에 나는 항상 감사드린다.

미스터 혼문의 효자손

병의 고통이야 마찬가지겠지만 미국과 남미계 환자들은 특유의 낙천적인 성격 탓인지 당신들의 장애를 있는 그대로 받아들이고 산다. 요양원의 시스템에도 익숙해져 있어서 대부분 적응도 쉽고 잘 생활하는 편이다. 오히려 당신들이 요양원의 거주자로서 주인의식을 갖고 당당하게 요구하는 것도 많다. 그런데 내가 많이 의아해했던 것은 미세스 왕처럼 유난히 편안하게 지내는 중국인 환자들 때문이었다. 요양원에서 지내는 한국인 환자들과 중국인 환자들은 같은 시대적 아픔을 겪어왔고 교육이나 자란 환경도 비슷하다. 꿈을 이루기 위해 내 나라를 떠나 먼 타국에서 젊은 날을 보내며 산 것도 마찬가지다. 그러나 이 두 민족의 환자들이 보여주는 삶의 질은 많이 다르고, 환자의 가족들이 보여주는 태도 또한 차이가 크다.

혼문 할아버지는 중풍의 후유증으로 오른팔과 오른손 중 몇 개의 손가락 외에는 스스로 움직일 수 없었고, 그 손가락 몇 개도 그리 자유롭지 못했다. 이런 육체적인 중증장애에 비해 인지능력에는 전혀 문제가 없었다. 장애가 생긴 후 다른 요양원에서 잠시 지내다 14년 전 이곳 요양원이 설립되자마자 들어왔으니 15년 넘게 중증의 마비를 갖고 생활한 것이다. 하루에 네다섯 시간은 꼭 휠체어에 앉아 있는데 몸집이 워낙 큰 환자라 간호보조사 두 명이 함께 일을 해야 했다. 텔레비전에서 전신 마비의 한국인 교수가 입과 혀의 움직임으로 컴퓨터를 활용해 강의와 연구를 하는 인간 승리의 다큐멘터리를 본 적이 있다. 여든을 훨씬 넘긴 미스터 혼문의 굽은 손가락 몇 개도 그 교수의 입과 혀처럼 참으로 많은 것을 해내고 있었다.

식사 시간이면 어김없이 미스터 혼문의 굽은 손가락에는 포크가 끼워졌다. 혼자서는 포크를 집을 수 없으니 스태프가 끼워 주어야 했지만 식사는 꼭 스스로 했다. 오랫동안 해왔던 일이라 그런지 불편해보이지만 휠체어에 매달린 가방에 들어 있는 몇 가지 중국식 양념과 함께 미스터 혼문의 식사 시간은 충분히 다채로웠다. 식사 시간 외에는 주로 효자손이 그 손가락에 끼워져 있다. 우리나라 어르신들도 좋아하는 효자손은 미스터 혼문에게도 아주 유용한 물건이었다. 얼굴과 머리의 가려움도 해결하고 신문을 펴거나 접는 데도 쓰였다. 아마 효자손이 미스터 혼문의 손가락에 가장 오래 끼워져 있던 물건이 아닌가 싶다. 효자손이 왜 효자손인지 그 이름값을 확실히 보여주고 있었다.

가끔 그 손가락에 볼펜이 끼워질 때는 미스터 혼문이 꽤 심각할 때다. 간호보조사들의 태만으로 힘들어하는 중국인 환자들을 대신해 시정을 요구하는 편지를 써서 요양원 측에 제출하는 것이다. 본인을 위한 불평이나 불만도 직접 이야기하기보다는 편지를 써서 제출했다. 손가락에 끼워놓은 볼펜을 움직여 어렵게 쓰는 글이라 삐뚤어지긴 했지만 이 편지의 효과는 대단했다. 잘못한 간호보조사를 다른 층으로 보내기도 하고,

아무런 잘못 없이 출근을 하지 못하는 간호보조사를 제자리로 복직시키기도 했다. 아주 능숙한 영어실력은 아니지만 당신의 의사는 충분히 표현할 수 있었다. 편지 쓰기가 끝나면 편지를 복사해 그 복사본을 꼭 지니고 있었다. 당신이 하는 일거수일투족을 헛되게 한 적이 없었다.

그래도 미스터 혼문의 첫 번째 보물은 라디오였다. 뉴욕의 다양한 민족들마다 그들만의 라디오 방송이 있는데, 그에게는 중국방송을 듣는 것이 큰 즐거움이었다. 미스터 혼문을 휠체어에 앉히고 나면 스태프들은 끈을 이용해 미스터 혼문의 배와 다리 사이에 라디오를 고정해주었다. 그러면 미스터 혼문은 움직일 수 있는 손가락을 사용해 라디오 주파수를 잡았다. 식당에서 미스터 혼문의 자리가 한쪽 끝 구석인 것은 중국방송 주파수가 제일 잘 잡히는 곳이기 때문이었다. 가끔 잘 잡히지 않는 중국방송의 주파수를 따라 4층 복도를 이리저리 옮겨야 할 때도 많았다.

미스터 혼문은 아침식사를 한 후 침대에서 나오는데, 가끔 일찍 나오게 되면 아침운동 시간에 참여하기도 했다. 자세히 봐야 운동을 따라 하고 있는 것이 보일 정도로 큰 움직임을 만들 수는 없었지만 운동을 따라 하고 있는 것은 분명했다. 열심히 목도 돌리고 어깨도 올렸다 내리고 다리도 움직인다. 점심식사 후에는 보통 세 시간 정도 식당에 머무르며 테이블에 놓인 신문을 읽거나 라디오를 듣고, 대화가 가능한 환자나 스태프들과 이야기를 나누며 시간을 보냈다. 앉아 있을 수 있는 시간이 짧고 몸이 전혀 움직이지 않기 때문에 레크리에이션 프로그램에 적극적으로 참여할 수는 없었다. 사실 프로그램에 참여하지 않더라도 본인 스스로 할 일들을 찾아 하루를 보내고, 자신의 취향에 맞는 소일거리를 갖고 있으면서 다른 사람들과 어울리는 데 전혀 문제가 없는 사람들에게 굳이 프로그램에 참여하라고 권하지는 않는다.

그는 중국과 미국을 오가며 비즈니스를 하면서 바쁜 젊은 시절을 보냈고 돈도 많이 벌었다고 한다. 한창 때 출장으로 중국을 수없이 오갔고 그날도 중국으로 출장가기 위해 비행기를 기다리다 공항에서 쓰러졌다는 것이다. 오랫동안 중증의 마비상태로 지냈는데도 미스터 혼문 앞에서는 우울이나 체념의 단어는 떠올릴 수가 없었다. 발전된 요양시스템과 개인의 노력이

1년에 한두 번 정도는 아들 집으로 외박을 나갔다. 요양원의 환자들은 가족들과 외출도 자주하고 명절이나 집안의 대소사 때에는 가끔 집에서 며칠 지내기도 하는데, 미스터 혼문처럼 중증장애인의 경우는 미리 의사에게 알리고 특수 차량과 도우미를 대기시키는 등 준비가 만만치 않다. 돌아올 때는 자녀들이 준비해준 과자를 선물로 들고 와서는 스태프들에게 나눠주었다. 추수감사절에는 손바닥만 한 터키 모양의 과자를, 크리스마스 때에는 눈사람이나 트리 모양의 큰 과자를 하나씩 나눠주었다. 지금도 그런 미스터 혼문의 밝고 환한 얼굴이 눈앞에 선하다.

미스터 혼문처럼 대부분의 중국인 환자들은 본인의 현재 상황을 편하게 받아들이며 밝은 모습으로 생활한다. 현재의 상황이 전혀 인식되지 않는 치매환자나 거동이 불편한 사람들이라도 느긋하긴 마찬가지다. 본인 스스로에게 긍정적이어서 다른 환자들과 잘 지내고 레크리에이션 프로그램에도 비교적 활동적으로 참가하는 것이 보통이며, 그렇지 않은 환자들은 그룹 내에 머무르면서 구경이라도 한다.

중국인 환자의 가족들도 편하고 자연스러워 보이긴 마찬가지인데, 요양원 방문 시 부모님 집에 놀러온 것처럼 아이들도 함께 데리고 와 음식도 같이 먹고 긴 시간을 함께 보낸다. 중국에 대한 나의 지식은 중학교 역사 시간으로 시작하여 삼국지로 끝났다. 삼국지로 인해 중국은 나에게 거대한 대륙과 담대한 포부를 가진 민족으로 여겨졌다. 단편적인 경험으로 모든 중국인들의 가치관을 판단해서는 안 되겠지만, 미국에 처음 왔을 때는 주위에서 본 중국인들의 행동이나 모습이 나의 기대와는 너무 달라 많이 실망하고는 했었다. 그러나 지금은 극단적인 상황에서도 절대로 잃지 않는 긍정적인 사고와 느긋한 마음가짐을 가진 요양원의 많은 중국인 환자들 때문에 또 다른 그들의 삶의 자세를 경험하며 배우고 있다.

또 다른 중국인 환자 왕린 할머니는 중풍으로 중증의 정신적·육체적 장애를 갖고 있다. 몸의 대부분이 마비되었고 인지능력 저하로 가족들도 알아보기 힘든 상태였다. 중풍으로 얼굴은 심하게 일그러져 있고 볼 살은 다 빠져 퀭한 느낌이 유난히 심했다. 간호보조사들이 아무리 잘 챙긴다고 해도 손끝 하나 움직일 수 없고 인지능력도 많이 떨어진 환자를 깔끔하고 말쑥하게 하기에는 어려움이 있다. 이런 환자들의 겉모습은 이들이 아직도 숨을 쉬며 주위의 분위기를 느낄 수 있고 행복할 권리도 갖고 있다는 것을 잊게 만드는 장애물인지도 모르겠다. 적어도 일을 시작한 초반에는 중풍과 치매를 앓고 있는 환자들의 이런 모습이 나에게는 큰 감정기복의 원인이 되기도 했다. 더불어 나의 눈을 가리고 있었다.

어느 날 왕린 할머니의 가족이 벽에 붙여놓은 사진 속에서 아름답게 웃고 있는 아프기 전 왕린 할머니의 옛모습을 보게 되었다. 유난히 일그러진 지금의 모습에서는 상상할 수도 없는 너무나도 아름다운 그녀의 밝은 미소는 가족들의 미소와 어우러지며 아름다웠던 시절들을 이야기하고 있었다. 그 순간이 나에게는 생각의 전환점이 되었다. 우스갯소리로 아이들 눈에 할머니 할아버지는 원래부터 그렇게 태어난 것으로 보인다는데, 다 큰 어른들 눈에도 노환으로 변해버린 아픈 모습의 노인들이 내가 미래에 갖게 될 모습으로는 보이지 않는 것이다. 현재의 모습에서 지난날 아름다운 이들의 삶을 고스란히 읽어낼 수 없는 것은 당연한 일인지도 모르겠다. 하지만 이 사진 속에는 그 자체만으로도 아름다운 젊음, 소중한 가족들의 기억과 시간이 고스란히 남아 있었다. 이들도 그 순간을 놓치고 싶지는 않았으리라. 그리고 지금 당신의 모습을 꿈엔들 생각해보지 않았을 것이다.

태어날 때부터 장애를 갖고 있는 사람도 있고 젊었을 때의 사고나 병으로 장애가 시작된 사람들도 있다. 흔치 않게 일어나는 이런 장애와 비교하여 노환 후의 평생장애는 참으로 어이없게 우리에게 다가오는 일이 되었다.

이때부터 나는 요양원의 많은 환자들이 나와는 다른 특별한 삶을 살고 있는 사람들이 아니며, 내가 서 있는 이 길을 똑같이 지나간 사람들이고 이들이 지나온 삶이 나와 다르지 않듯 미래의 내 삶이 이들과 다르지 않을 수 있음을 깊이 생각하게 되었다. 이런 나의 생각이 요양원에서 처음 일을 시작하면서 가졌던 우울함이나 인간적인 비통함들을 지워주는 대신, 지금 내 눈앞에 보이는 환자들의 모습 뒤에 있는 그들의 지난 세월의 연륜을 마음으로 보고자 노력하게 되었다.

에스터의 버터사랑

에스터라 불리는 유태인 할머니가 있었는데, 요양원에서 4년 정도 지내다 97세에 돌아가셨다. 많은 연세에도 불구하고 스스로 걷는 것이 힘들 뿐 돌아가시기 전까지는 맑은 정신을 유지했던 환자였다. 아시아인들이 대부분이고, 특히 영어를 사용하는 여성 환자가 없는 층에서 당신과 말도 통하지 않는 타민족 환자들과 같은 테이블에 4년을 함께 앉아 있었다. 미국인 여성 환자가 아시아인들이 지내는 층으로 들어왔다가, 아시아인이 대부분인 환자 구성을 보게 되면 가족이나 환자 본인이 다른 층으로 가기를 원하는 것이 보통이다.

서로 대화가 가능한 사람들과 함께 있는 것이 환자에게도 여러 모로 도움이 되는 것은 당연한 일이기 때문이다. 에스터는 대화도 통하지 않는 사람들과 같은 테이블에 앉아 오랜 시간을 함께 보내면서도 전혀 불편해하지 않았다. 낯선 외국인들과 함께 식사하고 아침운동 시간에는 어설픈 영어로 떠드는 한국 아줌마의 구령소리에 마지못해 손과 발을 조금씩 흔들어주며 4년을 함께 지냈다.

숱도 별로 없는 긴 흰머리를 고무줄로 묶어 내려뜨리고는 발목까지 내려오는 원피스를 입고 아침 일찍부터 식당에 나와 휠체어에 앉아서 하루를 보냈다. 특히 에스터를 기억할 때면 나도 모르게 미소를 짓게 될 만큼 아흔을 훨씬 넘긴 나이에도 상당히 유머러스했다. 낮 동안 휠체어에 앉아 졸고 있을 때면 어김없이 신음소리를 낼 만큼 노환에 시달렸지만 재치와 유머로 날 항상 웃게 해주었다.

가끔 식당에서 치매에 걸린 환자들이 엄마를 부를 때가 있다. 엄마라는 단어는 나라가 달라도 그 소리가 비슷하다. 그럴 때마다 에스터는 시끄럽다는 소리 대신 눈을 살짝 흘기며 "네 엄마한테 내 엄마도 잘 있는지 물어보고 우리 엄마한테 내가 보고 싶어 한다고 꼭 전해달라고 부탁해"라고 했다.

연세가 많다 보니 하나 있던 딸과 남편을 먼저 보내고 찾아오는 다른 가족도 없었다. 가끔 동네의 오랜 말동무들이 한 번씩 찾아오곤 했다. 미국의 요양원에서는 방문해줄 가족이 하나도 없는 환자들이 가끔 있다. 결혼을 안 하거나 이혼으로 홀로 지내는 사람들이 많고 나라가 워낙 넓다 보니 형제가 있더라도 오랫동안 떨어져 살아 나이든 후에는 더 보기가 어려워지는 것이다. 독립적으로 사는 것이 익숙한 나라여서 그런지 방문하는 가족이 없는 환자들이 특별히 외로워하거나 우울해하지는 않는다. 마찬가지로 에스터가 외로워하거나 우울해하는 것을 나는 본 적이 없다. 워낙 연세가 많아 졸고 있을 때가 많지만 레크리에이션 프로그램에는 하루의 일과처럼 자연스럽게 참여했다.

미국의 유태인들은 자신들만의 커뮤니티 그룹이 많아 자체적으로 시니어들을 위한 프로그램들을 운영해온 지 오래되었다. 건강할 때부터 저녁마다 모여 브레인게임에서부터 주말여행에 이르기까지 다양한 프로그램들을 함께하곤 한다. 젊은 사람들이 이런 커뮤니티의 운영에 참여하거나 봉사를 하기도 한다. 가끔 방문하는 말동무들도 에스터보다는 훨씬 젊은 나이의 사람들로 혼자인 에스터가 집에 있을 때부터 유대관계가 형성된 사람들이다. 굳이 어떤 종류의 이해관계로 연결짓지 않더라도 다양한 연령이나 그룹과 함께하는 기회가 많았던 사람들은 노환 후의 장애나 고통에도 불구하고, 또 거주지가 요양원으로 바뀐다 하더라도 그룹이 함께하는 프로그램에 자연스럽게 참여하는 모습을 볼 수 있었다. 몸이 힘들어 레크리에이션 프로그램에 적극적으로 참여할 수는 없어도, 그룹 속에 함께 있기 위해 노력하고 졸다가도 화들짝 깨서는 퍼즐 하나를 맞추기도 하는 것이 이런 오랜 생활습관 때문이라 생각했다.

에스터가 가장 좋아하는 프로그램은 저녁 시간에 10층에서 하는 빙고게임이었다. 아무리 힘들고 피곤해도 이 게임에는 빠지지 않았다. 가끔 눈을 커다랗게 뜨고 빙고게임에서 딴 동전을 세는 것이 큰 즐거움인 듯했다. 파티에 가는 것도 좋아했는데 음악만 들리면 눈을 가늘게 뜨고 양쪽 어깨를 번갈아 으쓱대며 춤을 추는 모습이 무척이나 귀여웠다. 구슬을 꿰어 목걸이와 팔찌를 만드는 프로그램도 좋아했는데, 그렇게 만든 목걸이와 팔찌로 당신 목과 손목에 장식하는 것을 즐겼기 때문이다. 어떤 때는 몇 개인지도 모를 목걸이를 있는 대로 목에다 걸고 있기도 했다.

또 하나 잊혀지지 않는 에스터만의 미용비법이 있었다. 아침식사 후엔 남은 버터를 꼭 얼굴에 발랐다. 남은 버터가 아니라 얼굴에 바르려고 일부러 남기는 버터다. 하루도 거르지 않고 아침마다 번들번들하게 발라놓았다. 거울을 보면서 하는 것이 아니라서 가끔 버터 덩어리가 얼굴에 묻어 있기도 했다. 그럴 때마다 나와 스태프들은 많이 웃곤 했지만 에스터는 개의치 않고 열심히 얼굴에 발랐다. 그 버터 때문인지는 몰라도 에스터는 검버섯 하나 없이 피부가 정말 촉촉했었다. 97세라는 나이의 시간 위에서 당신이 이젠 가질 수 없는 것, 할 수 없는 것들을 미련 없이 뒤로 하고 당신 스스로 할 수 있는 것에 충실한 삶을 사는 사람이었다.

아침마다 그날의 날짜와 날씨를 환자들에게 이야기하는 것으로 하루를 시작하는 나에게 4월만 되면 어설픈 나의 April 발음을 고쳐준다고 몇 번씩 시범까지 보이며 지적을 멈추지 않던 에스터 덕분에 나의 April 발음은 훨씬 좋아졌다. 그런 때문인지 4월이면 이 귀여운 할머니가 더욱 생각난다. 다시금 에스터를 기억하고 있는 이 순간에도 가슴이 따뜻하고 미소가 절로 지어진다.

만물박사 미스터 블리어

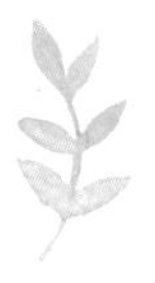

요양원에서 일을 하며 거의 10년 동안 스스로는 10센티미터도 움직이지 못하는 이 환자의 휠체어를 밀지 않은 적이 없었다. 매일 책이나 잡지를 건네며 그날그날의 여러 가지 일들을 함께 이야기했고 내가 기억하지 못하는 일들까지 대신 기억해주던 미스터 블리어 로버트. 그는 예순의 나이에 중풍으로 중증장애를 갖게 된 환자다. 안타깝게도 두 번째 결혼을 한 지 6개월이 막 되었을 때 쓰러졌다고 한다. 뉴욕에서 태어나고 자란 아주 전형적인 미국의 보통 사람이다. 중풍으로 마비가 심해 한쪽 팔만 자유로이 움직일 수 있는 것에 비해 인지능력에는 전혀 문제가 없었다. 인지능력에 문제가 없는 정도가 아니라 한참 머리를 쓰는 젊은 사람들보다 더 맑은 기억력과 판단력 그리고 강한 의지가 있는 사람이었다. 강한 정신력으로 본인의 상황을 이기기 위해 무던히도 애를 썼다. 한창이라 할 수 있는 나이에 전신마비가 된 것은 참으로 이겨내기 힘든 고통일 텐데, 거기에 결혼하자마자 바로 일어난 일이니 그 괴로움은 짐작하기도 힘든 일이었을 것이다.

전신을 움직이지 못하는 경우에는 휠체어에 앉아 있는 것이 너무나도 고통스럽다. 이유는 모르겠으나 간혹 똑같은 마비를 갖고 있으면서도 고통이 덜한 환자들도 있었지만 로버트는 굉장히 고통스러워했다. 자기도 모르게 새어 나오는 신음소리는 진통제를 먹어도 멈춰지지가 않았다. 가끔은 본인도 어찌할 수 없는 격한 감정이 표출되어 음식쟁반이나 컵을 바닥에 내동댕이치기도 했다. 그러고 나면 두 눈과 입을 꾹 다물고 한참을 그대로 있었다. 강한 정신력으로도 온전히 버틸 수 없는 그곳에서 외롭지만 열심히 스스로를 달래고 있는 듯이 보였다. 자신의 상황이나 감정을 구구절절 설명하지 않아도 로버트의 이런 행동들을 모든 스태프들은 충분히 이해하고 있었다.

로버트는 이런 고통 속에서도 하루에 한 권의 책을 읽고 모든 프로그램에 빠짐없이 참가하는 것으로 자신을 지켜나갔다. 오전에는 4층의 프로그램에 오후와 저녁에는 10층의 전체 프로그램에 참여했다. 아침운동 시간에도 한쪽 팔과 머리를 반복해 움직이는 것으로 시간을 채울지라도 10년 동안 긴 한쪽 팔을 어김없이 휘저었다. 5시간 이상 앉아 있는 것이 무리임에도 불구하고 아침식사 전부터 저녁 8시 이후까지 12시간을 휠체어에 꼼짝없이 앉아 있었다. 모든 레크리에이션 프로그램에 참여하기 위해서였고, 식당에 머물며 책을 읽고 세상을 숨쉬기 위해서였다. 고통이 유난히 심한 날에도 그의 선택은 절대 변하지 않았다. 본인이 강력히 원하는 일이라 요양원에서는 휠체어 의자에 엉덩이나 등을 받치는 에어패드를 댄다든가 하는 방법으로 살이 눌리는 것을 방지하기 위해 노력했고, 다행히 엉덩이나 등쪽의 살이 무르거나 욕창이 생기는 일 없이 당신이 하고 싶은 것을 계속 할 수 있었다.

로버트는 요양원의 모든 프로그램에 빠짐없이 참여했다. 기독교 예배, 유태인 예배, 스페인어 예배, 가톨릭 미사 등 모든 종교 프로그램에도 참여했다. 물론 한국어 예배에도 빠지지 않았다. 어떤 환자들처럼 가서 졸고 있는 것이 아니라 맑은 정신과 맑은 눈으로 모든 것을 기억했다. 이쯤 되면 레크리에이션 프로그램이 로버트에게 어떤 의미였는지를 가늠할 수 있을 것이다. 요양원의 많은 환자들은 레크리에이션 프로그램에 참여함으로써 자신들도 모르게 삶의 질을 유지할 수 있게 되지만, 로버트는 자신이 살아 있음을 증명하기 위해 있는 힘을 다해 프로그램에 참여하는 듯했다. 그러던 로버트가 프로그램에 가지 못하게 된 것은 생을 마감하기 전 몇 주뿐이었다.

책도 읽고 신문도 읽고 잡지도 읽고 뭐든지 다 읽었다. 로버트의 이런 엄청난 독서열망 때문에 덩달아 나도 바빴다. 매일 아침마다 책 한 권과 함께 신문과 잡지를 가져다주고 그 다음날 아침이면 다른 것을 가져다주면서 전날 준 것들을 되돌려받았다. 대부분 아침에 가져다준 것은 그날 다 읽었다. 요양원 도서관에 있는 책은 예전에 다 읽었기 때문에 나는 새로 기증된 책들이나 한 달에 한 번씩 외부 도서관에서 배달되는 한 박스의 책들 가운데 하루에 한 권씩만 가져다주었다. 하루에 책을 한 권씩 읽었던 것은 내가 한 권씩만 주었기 때문이다. 하루에 두 권을 가져다주면 그 책 두 권을 다 읽었을 것이다. 원래부터 박식하고 책

읽는 것을 좋아했다고 한다. 모든 분야에 걸쳐 아는 것이 많으니 10층에서 하는 퀴즈게임은 맡아놓고 다 알아맞혔다.

로버트는 첫 번째 부인과의 사이에 두 아들이 있는데 이혼한 지 너무 오래되었고 이혼한 후로는 본 적이 없다고 했다. 자세히 물어보지는 않았지만 젊었을 때의 잘못으로 가족들을 많이 괴롭혔기 때문에 로버트를 보고 싶어 하지 않는다고 덤덤히 이야기했다. 아들들의 생일을 기억했다가 오늘이 아들의 몇 번째 생일이라고 꼬박꼬박 이야기했고 오랫동안 만나지 못한 형제들의 생일도 일일이 기억했다. 그리운 당신의 두 아들 대신 가끔 봉사를 왔던 나의 두 아들을 무척이나 예뻐했다. 이야기하는 것을 좋아했는데 워낙 박식한 지식을 갖고 있던 사람이라 아들들에게도 재미있는 대화 상대였던 것 같다. 미국 역사와 뉴욕의 동네가 형성된 이야기들을 해주기도 하고 다른 주와 외국을 여행했던 이야기를 해준다고도 했다. 읽은 책 중에 좋은 책을 권하기도 하면서 항상 아이들을 궁금해하고 보고 싶어 했다. 아이들이 여름방학 때마다 봉사를 했으니 어렸을 때부터 다 클 때까지 꽤 오랫동안 본 셈이다.

그의 두 번째 부인은 몇 달에 한 번 정도 아주 가끔 왔고 전화로 방문을 대신한 적도 있었다. 로버트는 그 방문을 항상 기다렸고 부인의 방문과 전화에 행복해했다. 부인이 넘어지는 바람에 다리 수술을 하게 되어 반 년이 넘게 오지 못한 적도 있었고, 거리가 있는 뉴저지로 이사해 잠시 사는 동안에도 방문하지 못했지만 아주 가끔이라도 당신을 방문하는 부인에게 많이 고마워했다. 부인을 위해 결혼기념일이나 부인의 생일 한 달 전부터 나에게 축하 카드를 사다 달라고 부탁했고, 날짜에 맞춰 준비한 카드를 지니고 언제 올지도 모르는 부인을 기다렸다. 언제부턴가는 무슨 이유에서인지 모르겠지만 책이나 잡지 사이사이에 침으로 작게 뭉친 냅킨을 무수히 끼워 넣기 시작했다. 이러면 책을 빌려올 수 없으니 하지 말라고 해도 멈추지 않았다. 아마 자신도 모르게 하는 듯했다. 그리고 매일 휠체어에 앉아 있던 로버트가 침대에서 뜸하게 나오기 시작하면서 우리는 그때가 왔음을 바로 알 수 있었다. 오랫동안 식당 창가에 창문을 등지고 앉아 큰 몸으로 식당을 꽉 채워주던 그였기에 한동안 식당이 허전했었다.

미스터 구즈먼의 이야기

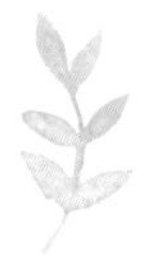

미스터 구즈먼은 요양원의 거주자 대표다. 너그럽고 밝은 성격 그리고 부드러운 인간관계로 인해 벌써 두 번이나 거주자 대표를 하고 있다. 거주자 대표는 2년마다 요양원 환자들에 의해 선출된다. 하루에 한 번 이상은 전체 레크리에이션 프로그램에서 만나고 있는 사람들이라 각자 다른 층에 머물고 있다 하더라도 서로를 잘 알고 친하게 지낸다. 이 환자들이 우리가 아는 보통의 선거처럼 먼저 추천을 하고 추천된 사람들 중에서 한 사람을 투표로 선출한다.

처음 요양원에 왔을 때부터 미스터 구즈먼은 아시아인이 많은 층에서 생활했다. 낙천적이라기보다는 당신이 지내온 세월이 그대로 당신의 연륜과 인내심을 키워낸 그런 사람이었다. 그 연륜으로 가끔 들끓는 내 마음도 다독여주고 사는 이야기도 들어주었다. 요양원의 경험을 글로 쓸 때도 도움이 될 만한 말을 부탁하기도 했다.

미스터 구즈먼도 보통 사람들처럼 자신이 요양원에 머물게 될 것이란 생각을 하지 않았다고 한다. 당신이 젊었을 때 요양원에 방문할 기회가 몇 번 있었는데, 그때는 지금의 요양원과는 많이 달랐다고 했다. 시설은 그렇다 치고 환자들을 대하는 스태프들의 태도도 불손하여 요양원은 절대 머물 곳이 못 된다는 생각을 했었다고 한다. 그 후 몇십 년이 흘러 심장마비로 병원을 찾게 되었고, 물리치료를 위해 이곳 요양원에 잠시 머무르게 되면서, 옛날에 경험했던 요양원과 비교하여 시설도 스태프들의 태도도 많이 달라져 놀랐다는 것이다. 처음 방문했을 때는 물리치료만 끝내고 집으로 갔지만 그 후 건강이 악화되어 요양원을 결정해야 할 때 이곳이 생각나서 여기에 머물기로 결정했다는 것이다. 개인의 건강과 가정의 문제들이 복합적으로 작용하여 결정을 내린 것이지만, 요양원이라는 곳 자체에는 아주 만족하고 있고 고맙다고도 했다.

부인이 있으나 다른 많은 미국인들이 그러하듯 나이 들어 지내기에 따뜻한 곳인 플로리다로 내려가 살고 있으니 1년에 한 번 얼굴 보기가 힘들고, 자녀들도 마찬가지로 먼 곳에 살아 자주 보기가 쉽지 않다. 표현은 안 해도 당연히 배우자를 자주 볼 수 있기를 바라지만, 그렇다고 섭섭해하거나 유난히 우울한 마음을 갖지는 않았다. 각자의 삶은 각자의 몫이라고 생각하는 것이다. 이런 모습들이 나의 눈에는 해탈을 경험한 사람처럼 보일 때가 많다. 가족들이 자주 방문하는 미국인 환자들도 물론 많지만, 가족의 방문이나 가족들과의 유대관계가 우리 한국인들만큼 개인의 삶의 질에 큰 영향을 미치지는 않는다.

요양원에 머문 지 5년이 다 되어가고 있는 미스터 구즈먼도 보통의 다른 미국인 환자들과 비슷한 생활패턴을 갖고 있다. 식사는 항상 식당에서 하고, 식사 후에는 방으로 가면서 마주치는 스태프들과 대화를 나누기도 다른 환자들을 걱정하기도 한다. 눈을 감고 졸기라도 하면 방으로 가는 일이 한참이다. 방에 도착해서는 기도를 하거나 책을 잠깐 볼 새도 없이 금방 점심시간이 된다. 점심식사를 한 후에는 방문자 아니면 정신치료 상담사와 이야기를 나누고 2시 30분엔 전체 프로그램에 참여한다. 어느 날은 유난히 아프고 어느 날은 화창한 봄날처럼 거뜬해 보이는 날도 있다. 몸의 컨디션이 아주 좋지 않을 때와 손님이 있을 때를 제외하고는 프로그램에 항상 참여한다. 가끔 숨쉬기가 너무 힘들고 기침이 많이 나오는 날에는 예민해보이기도 하지만 감정의 기복을 남에게 잘 보이지 않는다.

미스터 구즈먼은 몸이 아파도 다른 사람들과 함께 어울려 지내는 것이 일상이고, 이것이 자연스러운 삶의 일부분이다. 요양원 안에서만 생활하지만 운동화 끈은 항상 깔끔하게 매어져 있고 셔츠도 단추를 잠가 단정히 입고 있다. 다른 층의 미국인 환자들도 마찬가지로, 귀걸이에 립스틱을 바르기도 하고 새 옷은 아니지만 예의에 어긋나 보이는 차림을 하고 있지 않은 것이 보통이다. 물론 휠체어의 도움을 받아야 하고 깜박깜박할 때가 많은 환자도 있지만 몸에 밴 습관들이 그들의 행동을 대신 챙겨주기도 하고 오랫동안 돌봐온 간호보조사들도 환자들의 습관을 지켜주곤 한다.

요양원 안에서도 나의 개인적인 사생활을 존중하는 만큼 다른 사람의 사생활도 존중하는 모습은 참 보기가 좋다. 그 대상이 치매나 심한 노환의 환자라도 함부로 행동하거나 말하지 않는다. 오히려 평범한 사회에서 남에게 예의를 차리기 위해 의식적으로 행동할 수 있는 것들이 예의를 차리기에는 너무도 아픈 사람들이 보여주는 자연스러운 행동들이라 꾸밈이 없다. 치매를 앓고 있는 환자라 할지라도 행동장애가 전혀 없는 것은 아니지만 치매증상을 완화시키는 좋은 약의 도움과 긍정적인 성격 그리고 그들의 삶의 질을 고려한 여러 프로그램들이 잘 어우러져 하루하루를 알차게 보내고 있다.

요양원 생활에 잘 적응하여 프로그램에도 참여하고 스태프나 다른 환자들과도 잘 지낸다고 해서 어느 누가 요양원에서 지내는 것을 좋아할 수 있겠는가. 요양원에서 살아야만 하는 평생장애가 고통스럽지 않은 사람은 없다. 그것은 미국인도 마찬가지다. 다만 나이 들며 일어나는 모든 일들을 자연스러운 삶의 과정으로 받아들이는 그들의 자세가 보기 좋다. 미스터 구즈먼이 나에게 해준 말 중에 가장 기억에 남는 것은, '왜'라는 단어를 마음속에 자꾸 떠올리는 것은 마음을 더 무겁게 하는 일이라는 말이다. 나는 이 말의 의미를, 절대 예측할 수 없이 일어나는 세상의 많은 일들을 편안히 받아들이라는 것으로 이해했다.

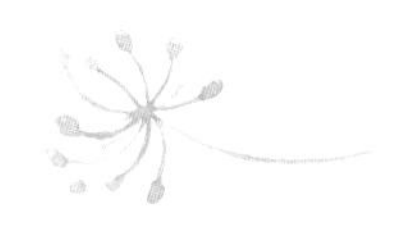

매일 죽고 싶은 미세스 김

이곳 요양원이 2000년에 문을 열었고, 미세스 김은 이 요양원에 제일 먼저 들어온 몇 명의 환자 중 한 사람이다. 처음 만났을 때부터 지금까지 죽고 싶다는 말을 하루도 거르지 않았지만, 이 요양원에서 제일 오래 머물고 있는 탓에 당신은 원치 않지만 이곳의 터줏대감이 되었다. 10여 년의 시간이 지나면서 많이 약해지고 말씀도 예전처럼 잘하지 못하지만 타고난 강인함으로 여전히 잘 지내고 있다. 그리고 그 죽고 싶다는 말도 여전히 하고 있다.

처음 요양원에 들어오게 되었을 때는 연세에 비해 비교적 건강했던 할아버지가 미세스 김과 함께 같은 방에서 생활했다고 한다. 중풍으로 반신마비의 장애를 갖게 된 마나님이 혼자 요양원에서 살게 되는 것이 할아버지는 편치 않았던 모양이다. 가까운 곳에 살고 있었으니 매일 오면 되는 일이었지만 친척 한 명 없는 타국에서 서로만을 의지하며 살았던 마나님과 떨어져 생활하는 것이 당신에게도 힘든 일이었던 것이다. 나는 할아버지를 만난 적은 없으나 초창기부터 이곳에 있던 스태프들은 유난히 다정했던 이 노부부를 아직도 기억하고 있었다.

할아버지는 점심 때마다 부지런히 요양원 밖으로 나가 짜장면이나 피자를 사와서는 함께 먹기도 하고 볕이 좋은 날에는 요양원 건물 앞에 나란히 앉아 햇볕을 쬐기도 했다. 요양원에서는 이렇게 부부가 함께 지내는 경우가 가끔 있지만 두 사람 모두 노환을 앓고 있는 경우가 대부분이다. 건강한 배우자가 그렇지 않은 배우자를 위해 함께 들어와 사는 경우는 미세스 김 부부 외에는 없었다.

치매가 심하거나 인지능력을 상실하여 서로의 존재를 인식하지 못할 경우는 부부라는 이유만으로 같은 방을 쓰게 하지는 않는다. 부부 사이가 원만하고 보호자인 자녀들과 두 사람이 서로 원할 때만 같이 지내도록 한다. 슬픈 일이지만 치매와 노환이 심한 부부가 같은 식당에서 밥을 먹고 가끔 서로의 얼굴을 마주쳐도 알아보지 못하고, 그 후 배후자가 사망하여 식당에서 보이지 않아도 알 수 없는 경우도 있었다.

두 사람이 오순도순 오랫동안 함께 지내면 좋으련만 건강했던 할아버지가 요양원에 들어온 지 3개월 만에 폐암으로 갑자기 돌아가시고 할머니 혼자 남게 되었다. 마나님 사랑이 남달랐던 할아버지가 세상을 떠났으니 미세스 김의 상심은 무척 깊었을 것이다. 할아버지를 많이 그리워했고 할아버지가 당신께 얼마나 다정한 사람이었는지 나에게도 자주 이야기해주곤 했다. 물론 이야기의 끝은 할아버지가 있는 곳으로 빨리 가고 싶다며 울먹이는 것이었다. 한량이었던 할아버지를 대신해 젊어서부터 바느질을 지겹도록 했다면서도 좋은 추억만 기억나는가 보다. 할머니의 죽고 싶다는 말도 이때부터 시작되었을 것이다. 미국에는 딸이 한 명 살고 있지만 워낙 먼 곳에 있어 할머니는 외톨이나 다름 없었다. 그렇다고 딸이 보고 싶다는 이야기도 딸에 대한 이야기도 하지 않았다. 오히려 오랜만에 딸이 다녀간 후에는 한동안 죽고 싶다는 이야기를 부쩍 더 하곤 했다. 오랜 세월 방문하는 사람 없이 홀로 지내는 것이 외롭고 힘들었던지 다른 환자 가족의 도움으로 가톨릭 세례를 받았다. 덕분에 일주일에 몇 번씩 성당 식구들의 방문을 받게 되었다.

하루에 한 번 이상은 잊지 않고 입에 달고 사는 죽고 싶다는 말과 달리 정작 당신은 철저하게 당신만의 생활패턴을 지키며 생활했다. 살고자 하는 삶의 의지라기보다는 타고난 강인함이 당신을 버티게 하고 있는 것 같았다. 중풍으로 반신이 마비된 것 외에는 인지능력도 정상이고, 꼼꼼한 성격으로 온전한 반쪽 몸을 사용해 휠체어를 자유자재로 움직여 이동하기도 했다. 한 손으로 바퀴를 잡아 돌리며 동시에 한쪽 발끝으로 방향을 잡고 앞으로 반듯이 움직이는 것은 쉬운 일이 아님에도 구십 넘은 노인이 잘도 하곤 했다. 모든 것을 서두르지 않고 천천히 해냈다. 휠체어를 밀어달라고 부탁하거나 낮부터 침대에 올라가 잠을 청하는 일도 없었다. 아침식사 시간에 나오는 삶은 계란 껍질을 한 손으로 까는 것은 이젠 선수가 되었고, 커피에 넣는 일회용 설탕봉지도 스스로 찢어 사용해야 직성이 풀렸다. 미세스 김을 잘 모르는 스태프가 도와준답시고 계란이라도 까놓으면 그 끼니는 건너뛰는 날이 되었다. 몇 년 전에 넘어지면서 다리가 골절되어 더 이상 스스로 화장실을 사용할 수 없게 되었지만, 그전까지는 온전한 한쪽 팔과 다리만으로도 옷을 갈아입고 침대로 올라가고 화장실을 사용하는 등 모든 일을 아무 도움 없이 스스로 해냈었다.

넘어졌을 때는 마비된 쪽의 넓적다리 부분에 금이 갔었다. 마비된 다리라도 할머니의 고통은 아주 심했다. 고통은 몇 달 동안 할머니를 괴롭혔고 식사하는 것도 힘들어 뼈만 남게 되었다. 맑았던 정신도 흐릿해지기를 반복했다. 노환으로 고생하는 환자들은 작은 골절로도 쉬이 목숨을 잃는다. 구십 넘은 미세스 김이 다시 일어나긴 힘들 것이라고 생각했다. 그런데 해를 넘기면서 기운을 차리기 시작하는가 싶더니 휠체어에 앉는 시간이 조금씩 늘어갔고, 한동안은 혼자 움직이지 못했던 휠체어도 슬슬 시동을 걸기 시작했다. 힘이 많이 약해지고 전엔 스스로 하던 일상의 일들을 이제는 다른 사람의 도움 없이는 할 수 없게 되었지만 밝은 얼굴로 방과 식당 사이를 천천히 오가는 미세스 김을 다시 볼 수 있게 되었다. 이 일로 부드럽고 조용함

속에 깔려있는 미세스 김의 강인함에 다시 한 번 감탄하였다. 간호보조사들의 도움은 있었지만 그것은 가장 기본적인 일상생활을 위한 도움이었고, 가족들의 병간호도 전혀 없이, 살고자 하는 억척스런 노력도 아닌 자연에 순응하듯 시간에 기대어 천천히 기운을 차리는 모습에 내 마음이 든든해졌다.

처음 일을 시작했을 때 할머니는 대부분의 시간을 방에서 텔레비전을 시청하는 것으로 보냈었다. 조금씩 친숙해지면서 한번씩 프로그램 참여를 권유했고 지금은 내가 하는 4층 프로그램에 즐겁게 참여한다. 아침운동 시간에는 몸의 반을 열심히 움직이며 정확한 동작으로 따라 한다. 다른 환자들은 가끔 졸기도 하고 무슨 생각을 하는지 영 다른 동작들을 할 때도 있지만 미세스 김은 졸지도 않는다. 점심식사 후에는 방에서 텔레비전을 보다 퍼즐 프로그램이 있는 날이면 부리나케 식당으로 오곤 한다. 처음엔 권유에 못 이겨 한번씩 하던 것이 이제는 성취감도 느끼고 있을 정도로 큰 재미가 되었다. 어려운 퍼즐이 아니라서 몇 번의 차분한 시도만으로도 충분히 끝낼 수 있는 것이 대부분인데, 지금까지 퍼즐 프로그램에 참여한 모든 환자들을 포함해 집중력과 인내심 면에서는 미세스 김이 단연 최고였다. 쉽게 끝내던 퍼즐 조각이 유난히 안 맞춰지는 날에도 미세스 김은 아무 내색 없이 다시 시작한다.

내가 하는 프로그램 외에 전체 프로그램에는 참여하지 않고 있지만, 내가 동행할 때에는 요양원 밖으로의 나들이에도 참여한다. 영어를 전혀 못해도 미세스 김의 생활패턴을 스태프들이 모두 잘 이해하고 있기에 이심전심으로 큰 불편 없이 생활해오고 있다. 죽고 싶다는 말을 하며 나에게만은 힘든 모습을 보일 뿐, 다른 미국인 스태프들에게는 항상 웃는 낯으로 땡큐와 오케이를 번갈아 남발하기 때문에 그들에게 미세스 김은 우울함이란 전혀 없는 아주 밝은 환자로 각인되어 있다.

10년 전에 가끔 할아버지와 함께 드시던 짜장면이나 피자가 생각나는지 음식 심부름을 자주 부탁하곤 했었다. 짜장면과 짬뽕을 사다 함께 식사를 하기도 하고 떡국을 드시고 싶어 하면 요양원 앞 한국 음식점에 휠체어를 밀고 함께 나가기도 했다. 죽고 싶다는 말을 자주 하던 미세스 김이 그때는 드시고 싶은 것도 많았다. 고추장과 깻잎 통조림도 간간이 사오면 한참 동안은 깻잎 장아치 국물에 밥을 비벼 맛있게 드시곤 했다. 그때가 언제인지 마지막으로 음식 심부름을 한 때가 한참이 되었다. 연세 많은 환자들은 하루에도 아침 저녁이 다르게 약해지고 더불어 입맛도 함께 잃는 경우가 많다. 당신이 무엇을 맛있게 먹었는지도 잊는 것이다. 그사이 식도의 기능도 떨어져 다진 음식이 아니면 함부로 먹을 수도 없게 되었다.

요양원에서 일하면서 또 나도 나이를 먹어가면서 옛말 그른 것 하나 없다고 느끼는 일이 점점 많아진다. 그야말로 '노세~ 노세~ 젊어서 노세~'라는 노래 가사를 뼈저리게 느낄 때가 많다. 할머니와 할아버지들도 모두 한입으로 하는 말이 조금이라도 젊었을 때 하고 싶은 것 다 해보고 먹고 싶은 것도 다 먹어보라고 한다. 지나간 세월을 붙잡을 수 없듯이 도망간 입맛도 찾을 길이 없다.

한번 아프고 난 후부터는 재미있게 보던 텔레비전도 꺼놓을 때가 많아져, 미세스 김의 방에서 어김없이 흘러나오던 텔레비전 소리도 듣기 힘들어졌다. 방에 불을 꺼놓은 채로 휠체어에 앉아 조는 시간이 더 길어졌다. 근래 들어 부쩍 적적해하는 듯하여 쉬는 시간이면 미세스 김의 방에서 시간을 보낼 때가 많다. 내가 잠깐 졸거나 텔레비전 또는 컴퓨터를 보고 있으면 방해가 될까 말도 시키지 않고 조용히 계신다. 미세스 김의 허락도 필요했고 재미있어 할 것 같아 당신에 대해 쓴 글을 읽어주었다. 똑같다고 하시며 '그럼 그럼'을 반복하더니 웃다가 울기도 한다. 미세스 김은 죽지 못하고 아직까지 살아있는 것을 매일 한탄하고 있지만, 여기 요양원에서 지낼 수 있게 된 것은 큰 행운이라고 한다.

재밌다! 재밌다!

처음 이곳에 왔을 때부터 미세스 황은 침대에 앉아 화투패를 떼는 게 큰 취미였다. 식사 때와 낮잠 잘 때를 빼고는 침대 위에 쪼그리고 앉아 화투패를 하루 종일 떼었다. 요양원엔 함께 화투를 칠 수 있는 사람이 없었고 당신도 화투를 가지고 놀기는 해도 게임을 할 만큼 맑지는 못하니 대신 화투패를 부지런히 뗀 것이다. 이렇게 단순한 이 게임을 5년 넘게 했다. 요양원에 오시기 전에는 시니어 아파트에 살면서 친구들과 모여 화투를 치는 것이 즐거운 하루의 일과였다고 했다. 기억이 가물거리기도 했지만 가끔 요양원에 새로 들어온 사람들 중에는 예전에 화투놀이를 함께하던 친구들도 있었다.

예전엔 여럿이 함께 어울려 시간을 보내는 것에 문제가 없었지만 요양원에서는 다른 환자들과 어울리는 것도 프로그램에 참여하는 것도 좋아하지 않았다. 짐작에 화투를 칠 수는 없지만 혼자서 화투패를 떼는 것이 무엇보다도 즐거웠던 것 같다. 식사도 딸이 매주 챙겨다 주는 젓갈을 반찬으로 방에서 혼자 하곤 했다. 연세가 많아지면서 식욕이 떨어지는 어르신들이 대부분인데 미세스 황은 혼자서도 젓갈만 있으면 맛나게 식사를 했고 화투만 쥐고 있으면 시간 가는 줄 모르고 하루를 보냈다.

하지만 노환이 심해지면서 몸은 더욱 굳어지게 되었고 한쪽 손만 자유롭게 움직일 수 있었다. 그렇게 좋아하던 화투패도 더 이상 떼기 힘들었고 젓갈을 챙겨 드시는 일도 불가능해졌다. 모든 몸의 기능이 어두워지니 침대에 누워 있어도, 간호보조사들의 도움으로 휠체어에 앉아 식당에 나와서도 눈을 감고 우두커니 있는 것 외에는 별다르게 할 수 있는 것이 없었다. 혹시 할머니에게 또 다른 재미가 될 수 있으면 하는 기대감에 미세스 황에게 퍼즐 맞추기를 조금씩 가르쳐주었다. 보통 10조각 정도로 끝낼 수 있는 퍼즐을 사용하지만 많이 어두워진 어르신이라 익숙해지는 데에 시간이 걸렸다. 그러나 한번 익숙해지고 나니 상상 이상으로 잘하는 것이었다.

화투에 쏟아부었던 정성을 되살려 미세스 황은 당신에게 남아 있는 최고의 집중력을 퍼즐에 쏟아부었고, 하나를 끝낼 때마다 흐려진 눈에 뿌듯함을 가득 담고 테이블을 손으로 치면서 연신 "재밌다! 재밌다!"를 반복했다. 아무것도 할 수 없을 것 같던 할머니가 95세를 넘긴 연세에 퍼즐을 시작한 것이다. 어떤 날은 당신의 무릎이 곧게 펴지지가 않으니 테이블에 바짝 다가앉을 수가 없었고, 어떤 날은 유난히 눈이 보이지가 않아서 퍼즐 조각을 계속 떨어뜨리기도 했다. 당신의 컨디션과 프로그램 시간이 맞춰지는 날이 많지 않으니 할머니가 퍼즐을 할 수 있는 시간은 일주일에 두어 시간도 채 안 되었다.

오늘이 앞으로 남아있는 날 중에서 제일 건강한 날일 수밖에 없는 할머니에게는 지금 눈앞에 펼쳐놓은 퍼즐 조각을 있는 힘을 다해 맞추며 짓는 작은 미소가 무엇보다도 소중한 일이었다. 시간의 관념이 어두워진 할머니는 흐릿한 눈으로 나를 알아볼 때마다 퍼즐 조각을 달라는 표시로 테이블을 두드리며 나를 재촉했고, 짧은 시간이지만 돌아가시기 전까지 몇 년 동안 미세스 황은 잘 안 보이는 눈으로 움직일 수 있는 한쪽 손을 이용해 퍼즐에 열중하며 재미있어했다.

당신이 기억할 수 있는 것이 별로 남아 있지 않았고 간단한 몇 마디의 말만 가능했던 할머니는 부끄럽게도 끝날 시간이 되어 퍼즐을 정리하는 나에게 항상 잊지 않고 "감사합니다!"라고 하셨다. 그저 그런 정도의 사람으로 그저 그런 정도로만 일을 하는 내가 듣기에는 참으로 황송한 인사였다. 지난 봄 감기에 조금씩 흐르는 콧물을 손으로 닦고 그 손으로 다시 퍼즐을 만지는 것에 짜증이 나서 그날 할머니에게는 퍼즐 조각을 주지 않았다. 다른 어르신들에게 주기 전에 소독타월로 닦으면 될 일을…. 그날도 할머니는 정리를 마치고 식당을 나가는 나에게 "감사합니다!"라고 인사를 건넸고 할머니는 그 감기로 돌아가셨다. 마지막까지 마음 편하게 해주지 못한 것에 할머니에게는 정말 두고두고 죄송한 마음뿐이다.

너무나 사소하게 생각했기에 별 기대 없이 했던 부끄러운 나의 작은 노력에 당신에게 남아 있는 모든 열정을 보여주며 그 소중함의 무게를 깨닫게 해준 미세스 황이 참으로 고맙다. 더불어 할머니의 '감사합니다!'는 대화가 불가능하다는 이유로 환자들과 나눌 수 있는 교감을 쉽게 포기해버리는 단순한 나의 행동들을 뒤돌아보게 하는 가르침으로 남았다.

미세스 최는 젊었을 때 뜨개질을 많이 하던 분이다. 여학교에 다닐 때 배운 뜨개질로 당신 옷은 물론이고 아이들 옷도 다 만들었다고 한다. 그런 뜨개질을 그만둔 지는 이미 오래되었고 치매와 여러 노환 때문에 이제는 불가능한 일로 여겨졌다. 하지만 아주 오래전에 잊어버린 줄 알았던 뜨개질로 큰 이불을 몇 년째 뜨고 있다. 이불이라 하니 이불이지 당신이 무엇을 뜨고 있는지 정확히는 모른다. 뜨개질하는 시간보다는 졸고 있는 시간이 훨씬 더 많으니 하루에 한두 줄 뜨기도 힘이 들고 가끔 내가 한눈파는 사이에 떠놓은 것을 다시 풀기를 반복할 때도 있지만 불가능할 거라 생각했던 딸이 와서 보고는 놀라움을 감추지 못했다.

할머니가 처음 이곳에 왔을 때는 자녀들이 모여 장례를 준비할 만큼 병세가 깊었었다. 하지만 힘든 시간을 잘 이겨냈고 그 후엔 식당의 반장 노릇까지 톡톡히 해내고 있다. 신발이 벗겨져 맨발인 환자에게 학교 오는 자세가 틀려먹었다고 잔소리, 치매로 유난히 중얼거리는 환자에게는 쫓아내야 한다고 잔소리다. 여기가 요양원이 아니라면 다 맞는 말이다. 그리고 식당 한가운데 앉아 뜨고 있는 커다란 이불을 식탁 위에 올려놓고는 보란듯이 만지작거린다. 손재주 전혀 없는 미국인 스태프들마다 진심으로 감탄사를 연발하니 어깨가 더욱 으쓱해진다. 이걸 끝내면 조끼도 떠야 하고 스웨터도 떠야 하고 할 게 너무나도 많다는 할머니에게 뜨개실은 충분하니 당신 좋으실 대로 맘껏 하시라고 말씀드렸다.

예전만큼 잘하지는 못하지만 미세스 최처럼 여전히 즐겨할 수 있고 삶의 활력소가 될 수 있는 것을 찾기 위해 환자들이 저마다 갖고 있던 취미나 성향을 다시금 기억해낼 수 있도록 돕고 있다. 그러다 어떤 때는 본인이나 가족들도 전혀 모르던 색다른 취향이 생기기도 한다. 지금은 돌아가신 지 오래되었지만 아흔이 다 된 미스터 퍼난데즈는 여러 가지 색을 사용해 색칠하기를 즐겼는데, 피카소나 미켈란젤로 등 유명화가의 작품을 색칠할 수 있도록 선만 있는 그림으로 프린트해 건네면 화가 본인들이 봤다면 울고 갈만큼 근사하게 색칠을 하곤 했다. 처음부터 좋아하지는 않았지만 당신에게 맞는 일을 찾은 듯 하루에도 몇 시간을 색칠하는 일에 정성을 쏟았다. 할아버지 덕분에 색연필 깎는 일이 한동안 나의 큰 일과였고 식당은 할아버지의 작품들로 빼곡하게 채워졌다. 요양원에는 색칠하기가 취미인 환자들이 간혹 있긴 하지만 미스터 퍼난데즈의 작품은 그중 단연 으뜸이었다. 색칠을 완성한 후 미스터 퍼난데즈가 느끼는 성취감은 자신이 앓고 있던 알츠하이머와는 전혀 상관없이 스스로를 행복하게 했다.

이때부터 색칠에 집중하고 재미를 느끼는 환자에게 나는 형이상학적 그림을 준비해준다. 어떻게 색칠하느냐에 따라 전혀 다른 당신만의 그림을 그릴 수 있기에 더 큰 기쁨을 가졌던 미스터 퍼난데즈 때문이다. 미스터 퍼난데즈가 돌아가시고 오랫동안 이 놀이에 큰 흥미를 가진 환자가 없었는데 새로 들어온 한 어르신이 조금씩 흥미를 찾고 있다. 미스터 퍼난데즈 덕분에 시작할 수 있었던 이 놀이를 이 어르신도 재미있어했으면 좋겠다.

요즘 요양원 환자들의 손에는 태블릿 PC나 컴퓨터 기능이 되는 스마트폰이 들려있는 경우가 많아졌고 컴퓨터로 메일을 확인해야 하는 환자들도 있다. 치매로 어두워진 환자가 당신이 늘 사용하던 핸드폰을 목에다 걸고 하루에도 몇 번씩 상대방이 없는 통화를 하며 마음의 안정을 얻기도 한다. 시대가 바뀌면서 환자들의 취미도 바뀌고 있지만, 그것이 무엇이든 전혀 특별할 것 없는 작은 소일거리에도 어르신들이 미소 지을 수 있는 것은, 이들의 가슴속에 아직도 삶에 대한 열정이 숨쉬고 있기 때문이다. 하지만 그런 열정들은 쉽게 흘려버리기 쉬울 만큼 참으로 짧은 시간만 빛을 내니 찾아내기가 여간 어려운 일이 아니다.

그리운 아버지도,
보고 싶은 아들도 되어주는 남편

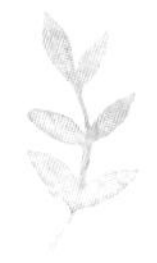

연세 지극한 부부에게 있어 병중에 있는 배우자에 대한 끈끈한 연민과 정에는 표현하기 힘든 애잔함이 묻어 있다. 젊은 부부라면 절망과 애통함이 있었을 자리에 대신한 이 소리 나지 않는 깊은 한숨과 애잔한 눈빛은 어느 민족을 막론하고 공통적으로 느껴지는 감정이다. 인생의 뒤안길에 노환으로 몸과 마음이 상한 배우자에 대한 깊은 연민은 설혹 성실하지 못한 남편이었든 호랑이 같은 마누라였든 간에 상관이 없다. 다시는 예전의 모습으로 돌아가지 못할 것을 알고 있고 또 지나간 서로의 소중한 추억을 이젠 전혀 나눌 수 없는, 인생의 동지였던 배우자를 바라보는 깊은 눈은 지금 현재의 모습이 아닌 상대의 모든 과거를 함께 바라보고 있는 듯하다. 그야말로 흔히 이야기하는 동지애다. 옛날이야기 중에 서로 빨리 죽으라고 하는 노부부의 모습이 낯선 방문자에겐 희한하게 비춰진다는 이야기가 있다. 요양원에서 볼 수 있는 부부들 특히 한국인이나 중국인 환자들이 그려내는 부부의 그림은 충분히 그 이야기를 이해하고도 남음이 있다. 환자들은 자식을 포함한 형제나 가까운 어느 누구에게도 받을 수 없는 위안을 배우자에게서 받는 듯하다. 대화를 나눌 수도 없고 옛 추억에 함께 맞장구를 칠 수도 없을 뿐만 아니라, 남편을 아버지라 부르는 아내나 또 아내가 방문할 때마다 난폭하게 욕을 하는 남편이라도 그 배우자들의 애잔한 눈빛은 바뀌질 않는다. 대부분의 배우자들도 등이 굽고 하루가 멀다 하고 병원을 찾는 노년의 어르신들이지만 몇 년을 하루처럼 방문한다.

미세스 선은 중풍으로 몸의 반이 마비되었고 처음 요양원에 왔을 땐 우울증이 심했다. 중풍으로 몸이 마비된다면 누구나 쉽게 우울증에 빠지게 된다. 심한 우울증은 그렇지 않아도 중풍으로 상처 입은 인지능력을 더욱 악화시키기도 한다. 다만 칠

십이 안 된 나이였기에 우울증 대신 재활에 대한 의지가 발휘될 수 있기를 기대했다. 정상인처럼은 아니어도 충분한 회복을 기대할 수 있을 만큼 젊고 힘이 있었지만 정신적 충격은 쉽게 가시질 않았고 우울함은 미세스 선의 주위를 맴돌고 있었다. 물론 정신과 의사의 진단과 처방으로 조금씩 나아졌고 분명히 사리판단을 할 수 있는 인지능력이 있었지만 그 후로도 정신적인 안정은 찾지 못했다. 한동안은 환자와 가족 모두가 무척 힘들어했다. 깊은 우울증은 미세스 선을 울게 하고 동시에 웃게도 했으며, 공격적인 성향으로 나타나기도 해 가족들을 포함한 모든 사람들에게 분노를 보이기도 했다. 특히 미세스 선은 교회 봉사자로 몇 년 동안 요양원의 일요 예배 때마다 찾아와 환자들을 위해 기도와 응원을 하던 사람이었다. 그래서 난 기도하고 성경책도 읽어보라며 권했고 당신도 아는 듯 대답을 했지만 집중을 잘 하지 못했다.

딸과 남편이 번갈아 찾아왔는데 처음엔 남편도 환자 본인도 서로를 바라보는 눈이 무척 데면데면해보였다. 보는 나도 그렇게 어색할 수가 없었다. 나중에 안 이야기지만 사이가 좋지 않은 부부였다고 한다. 하지만 시간이 가면서 남편의 눈에는 정신적·육체적으로 연약해진 아내에 대한 연민이 가득해졌고 미세스 선도 다녀가는 남편의 뒷모습까지 놓치지 않으려고 눈물 가득한 눈을 떼지 못했다. 남편은 어색하지 않게 부인의 마비된 팔과 어깨를 주무르며 얼굴도 만지고 손을 잡아주었으며, 서로를 바라보는 어색했던 표정도 점점 수줍은 미소로 바뀌었다. 인지능력이 다시 정상으로 돌아올 수는 없었고 운동능력도 처음보다 나아지지 않았지만 한때 사랑으로 함께했던 배우자는 쉽게 기댈 수 있는 따스한 등이 되어주었다. 자식에 대한 부모의 사랑이 한없는 동물적 희생본능이라면 오랜 세월 같은 인생을 살아온 배우자를 향한 연민은 깊은 인간적인 이해인 듯 보였다. 미세스 선의 병에 큰 차도는 없었지만 정신적으로는 안정되고 있었으며, '예스'와 '노'로 당신의 의사를 명확히 표현했다. 집중력도 많이 향상되어 퍼즐도 하고 파티에도 참가했다. 무엇보다 식당으로 들어서는 남편을 볼 때마다 퍼지는 함박웃음이 이때만큼은 말할 수 없이 행복하다는 것을 증명하는 듯했다.

옛말에 혼자되신 부모에게 가장 큰 효도는 재혼을 하게 해주는 것이라는데…. 예전에 노인대학에서 생활체조와 한국무용을 가르쳤을 때, 학생들은 모두 연세 많은 어르신들이었고 이러저러한 노환들도 있었지만 비교적 먼 거리를 대중교통을 이용해 다닐 만큼 건강했다. 300명이 넘는 할머니, 할아버지들이 그 학교를 다녔으니 그곳에서 노년의 로맨스가 피어나기도 했다. 아흔이 다 된 할머니, 할아버지가 학교에서 만나 친하게 지냈는데 자녀들이 나서서 두 사람을 같이 살게 한 일이 있었다. 두 어르신들이 살 아파트를 양쪽 집에서 함께 마련했고 집안일을 도와줄 가사 도우미까지 함께 살도록 세심하게 신경을 써주었다. 도우미가 도시락을 싸주면 함께 학교에 와서 수업도 듣고 점심도 먹고 하다 오후 늦게 손을 맞잡고 집으로 돌아가곤 했다. 그때는 이런 경우에 나도 저렇게 할 수 있을 것이라 생각했는데, 어머니 돌아가신 후 혼자 지내고 있는 아버지에게 좋은 사람 만나면 함께 살라는 말은 차마 하지 못했다. 오히려 어머니 방의 물건이 하나씩 치워지는 것이 서운할 지경이니 철들기엔 갈 길이 아직 먼 것 같다. 아버지도 은퇴하기 전까지는 주말도 없이 항상 밤늦게 퇴근했고, 자라면서 어머니와 아버지가 다정한 대화나 스킨십하는 것을 한 번도 보지 못했을 만큼 보통의 우리네 아버지였다. 그렇게 무뚝뚝한 아버지도 심장병으로 고생하다 돌아가신 어머니의 병 수발을 20년 동안 지극정성으로 했다. 집안 살림을 도맡아하는 것은 물론이고 자식들은 견디기 힘든 병 투정도 다 받아냈다. 이것이 부부만이 보여줄 수 있는 정이었다.

김 선생님은 치매가 많이 진행되었고 일주일에 세 번씩 받는 투석으로 몸도 많이 약해져 있었다. 아흔이 넘은 연세에 견디기 힘든 시간이었을 것이다. 이런 김 선생님에게는 길고 힘든 시간을 함께해주는 귀여운 아내가 있었다. 미세스 김은 자꾸 흩어지기만 하는 할아버지의 몸과 마음을 붙들어 쥐고 남편을 존경하는 아내의 자리를 지켰다. 조그마한 몸집의 미세스 김은 아침 일찍부터 도시락을 준비해 남편에게 달려오곤 했다. 난 아흔이 다 된 연세에도 이렇게 여성스러움을 간직하고 한 남자의 아내로 당신의 자리를 조용히 지키는 어르신을 보지 못했다. 이들 부부는 신문을 읽어주고 이야기도 하면서 그렇게 하루 종일 함께 지낸다.

김 선생님은 치매가 있기는 하지만 조용한 성격이라 눈을 감고 휠체어에 앉아 마나님이 하는 이야기를 조용히 듣는 것이 전부다. 불평하는 것도 듣지 못했고 말수도 별로 없었다. 그런 남편의 마음을 마나님은 찰떡같이 알아차리고 남편의 손과 발이 되어 하루하루를 항상 바쁘게 보냈다. 옆에 마나님이 없으면 기저귀에 용변을 보고도 절대 말을 하지 않았다. 아픈 것도 표현하지 않는다. 오직 미세스 김만이 김 선생님의 침묵의 언어를 들을 수 있었다. 미세스 김이 노환으로 병원행이 잦지만 않았어도 남편을 요양원에 보내지는 않았을 것이다. 워낙 조용한 성품의 김 선생님을 방문간호보조사와 충분히 돌봤을 텐데 당신도 많이 아픈 탓에 어쩔 수 없었다. 무릎 신경통으로 간단한 수술을 받아야 했고 백내장 시술도 받아야 했다. 그래도 몸이 좀 괜찮아지자 남편을 집으로 데리고 간 적이 있었다. 그러고는 1년쯤 지나 다시 요양원으로 들어왔다. 집에서 계속 모시고 싶지만 힘에 부치는 데다 김 선생님의 건강이 더 악화된 것이다. 집에 있어도 투석을 받기 위해 일주일에 3일은 외출을 해야 했기에 힘에 부쳤던 모양이다. 요양원 내에는 투석센터가 있어 약해진 김 선생님과 미세스 김에겐 여러 가지로 편리했기 때문에 두 내외는 다시 요양원의 라운지 창가에서 시간을 보내기 시작했다. 이들 부부가 서로를 바라보는 깊은 눈빛은 어느 환한 불빛보다 더 강렬하고 밝았다.

아픈 배우자에 대한 중국인 부부의 극진함도 매일 보는 그림이다. 하반신마비로 요양원에 머물게 된 미세스 리는 척추신경이 마비되어 하체만 쓰지 못할 뿐 상체와 인지능력은 정상이었다. 남편은 주중에 3, 4일을 점심 전에 와서는 저녁식사 전에 돌아가곤 했다. 같은 날 같은 시간에 정확하게 하루도 빼먹지 않았다. 중국인들의 전매특허인 비닐봉지 몇 개를 지팡이에 걸어 어깨에 메고는 늘 같은 시간에 찾아오는 것이다. 비닐봉지 안에는 부인과 함께 먹을 점심과 간식이 들어 있다. 두 사람은 항상 복도 뒤쪽 창가 라운지에 앉아 각자 신문도 읽고 이야기도 나누고 가끔 큰소리로 싸우기도 한다. 보통의 부부가 당신들 집 거실에 앉아 할 수 있는 자연스런 일상을 보는 것 같다. 함께 집에 있는 것이 이젠 불가능하게 된 상황에서 주어진 어느 공간이든 편안한 당신들만의 거실을 만드는 능력이 있었다.

미세스 리는 중국인 특유의 여유로움을 가지고 있는 사람이다. 어쩌면 그렇게 아무렇지도 않은지… 당신의 장애가 자신의 삶에 털끝만큼도 영향을 주지 않는 것처럼 보인다. 정말 아무렇지도 않을 수야 있겠는가. 딸에 의하면 잠시도 집에 있지 않을 정도로 활동적이었다고 한다. 그런 사람일수록 갑자기 찾아온 장애는 넘기 힘든 큰 시련으로 다가오는 법인데, 장애를 겪는 미세스 리와 옆에서 지켜보는 미스터 리 두 사람 모두 득도한 듯 그야말로 아무렇지도 않았다. 가끔 강철 같은 이 부부의 정신력에 감탄을 금할 뿐이다. 건강해보이던 할아버지가 심장에 무리가 생겨 전기심장자극장치 수술을 받고는 회복을 위해 다른 층에 2주간 머물렀던 적이 있었다. 남편을 보고 싶어 하는 미세스 리를 할아버지가 있는 9층으로 모시고 올라갔다. 처음 올라간 날, 별일 아닌 듯 덤덤하게 이야기하다 미스터 리는 뒷주머니에서 아주 작은 빗을 꺼내 앙상해진 손으로 헝클어진 마나님의 머리를 빗겨주었다. 수술로 얼마간 보지 못한 그리움의 표현이었을까. 가슴을 여는 수술을 받은 지 일주일도 안 되었고 그사이 10킬로그램도 넘게 살이 빠진 당신의 몸보다 아내의 헝클어진 머리카락이 더 신경 쓰였던 것이다. 할아버지가 꺼내든 빗이 내 마음 깊은 곳도 함께 따뜻하게 빗겨주는 듯했다.

치매가 심한 미세스 안은 남편이 와도 잘 알아보지 못한다. 아버지라 부르기도 하고 아들로 착각하기도 한다. 누구든 식당 안으로 들어오면 일단 손부터 내밀면서 당신의 머릿속에 기억하고 있는 사람 중 먼저 떠오르는 이름을 부른다. 나도 가끔 할머니의 딸이 되기도 하고 가까운 친척으로 불리기도 한다. 이런 마나님을 할아버지는 하루에 세 번씩 보러오는데 아침에 마나님에게 줄 음식을 싸가지고 오는 것이 그날 하루의 첫 방문이다. 혼자 살고 있지만 연세가 많은 어르신이라 방문복지사의 도움을 받기 때문에 항상 방문복지사와 함께 요양원을 찾아온다. 아침 방문 때가 아침운동 시간이라 미세스 안이 운동을 따라 하지 않고 졸기라도 하면 뒤에 서서 대신 팔을 올려주고 머리도 움직여주며 할머니를 조금이라도 움직이려 애를 쓴다. 어떤 때는 운동에 참여하는 환자들과 함께 운동을 하기도 한다. 그러는 동안 미세스 안은 어젯밤에 집에 들어오지 않은 남편을 부르며 불평을 하거나 방으로 가자고 소리를 지르기도 한다.

이 시간이면 아침식사가 끝난 시간이지만 미세스 안은 항상 배가 고프다고 하기 때문에 할아버지는 할머니를 방으로 데리고 가서 집에서 가져온 음식을 내놓는다. 처음엔 요양원에서 식사를 제대로 챙겨주지 않는다고 생각했었다. 지금도 할머니가 배가 고프다고 소리를 지르면 식사한 것을 아는 나도 간식을 주게 된다. 식사를 했어도 배가 고프니 고프다고 하겠지 한다. 다른 스태프들도 마찬가지로 그렇게 한다. 양이 많지 않기도 하고 조금 더 먹는다고 해서 탈이 날 일도 없다. 오히려 살이 조금은 붙었으면 하지만 연세 많고 편찮은 어르신들이 살이 찌기란 쉽지 않은 일이다.

두 번째 아침식사가 끝나면 미세스 안의 방에선 흥 많은 할아버지의 공연이 시작된다. 노래를 부르는 것은 기본이고 한국전통춤도 추고 노인센터에서 배운 듯한 라인댄스 같은 춤도 춘다. 예전에 무엇을 했는지는 모르지만 예사로운 솜씨가 아니다. 미세스 안도 따라서 팔을 움직이며 춤도 추고 노래도 부르면서 할머니의 방은 금세 큰 웃음소리로 시끌시끌해진다. 한바탕 놀고 나면 할아버지는 할머니를 식당에 데려다 놓고 노인센터로 간다. 할아버지 말씀으로는 운동도 배우고 친구들과 놀다 공짜 점심을 먹는다고 했다. 이렇게 두세 시간을 보내고는 할머니를 보러 다시 오는 것이다. 그러고는 다시 가서 친구들과 커피도 마시고 이야기도 하다가 저녁에 집에 가기 전에 세 번째 방문을 한다. 아흔을 넘긴 나이에도 몇 년을 이렇게 정확한 스케줄에 맞춰 방문했다. 욕심 많은 미세스 안은 이렇게 부지런히 찾아오는 남편이 있음에도 밤새 남편이 집에 들어오지 않았다고 노상 불평을 한다. 남편을 옆에 두고도 이러는 미세스 안을 바라보는 할아버지의 눈에서 애잔한 아픔을 볼 때마다 60년을 넘게 함께 산 배우자를 향한 깊은 연민을 느낀다.

이런 애잔한 그림과는 달리 애증이 넘치는 부부도 있다. 부인이 올 때마다 늦게 왔다며 남편 하나 제대로 챙기지 못한다고 있는 대로 잔소리를 하거나 욕까지 퍼붙는 할아버지가 있었다. 중풍으로 인지능력에 문제가 생기긴 했지만 마비가 경미하여 휠체어를 이용해 이동도 가능하고 말씀도 잘하곤 했다. 하지만 섭식기능에 문제가 생겨 보통 음식이 아닌 죽처럼 부드럽게 만든 음식만 드실 수 있는 할아버지였다. 인지능력이 정상이었다면 이해가 가능한 부분이지만, 미스터 김은 많은 설명에도 불구하고 당신을 속이고 굶겨 죽이려 한다고 생각했다. 식사 시간이면 성이 난 이 환자의 목소리가 항상 식당을 울렸다. 밥을 먹고 싶은데 왜 밥이 없는지 소리를 지르는 것이었다. 그리고 방문한 마나님의 손에도 당연히 밥은 없었으니 할머니는 할아버지의 불만을 표출하는 총알받이가 되어야 했다. 의사의 처방으로 큰 행동장애는 없었지만 할아버지의 음식에 대한 열망까지는 없앨 수 없었다.

평생을 살며 화 한번 제대로 낸 적이 없는 할아버지였다고 했다. 하지만 요양원에서 할아버지한테 맞을 뻔한 적도 있었으니 총알받이 할머니도 처음엔 황당함에 어쩔 줄 몰랐다. 요양원 모르게 일반 음식을 가져다주고 싶은 마음은 굴뚝 같았지만 다른 환자의 남은 음식을 몰래 먹은 할아버지가 질식해 몇 번의 고비를 넘기고서는 그럴 수가 없었다. 매일 방문해 실컷 욕만 먹고 가는 할머니가 안타까워 일주일에 한두 번만 오시라고 조심스럽게 건넸었다. 미스터 김도 할머니를 자주 보지 못하면 혹시 할머니를 대하는 태도가 바뀌지 않을까 하는 기대감으로 말이다. 하지만 어떻게 그럴 수가 있느냐며 매일 찾아오는 것을 멈추지 않았다. 그렇게 몇 년을 보냈다.

중풍의 후유증에도 불구하고 비교적 몸이 자유롭고 말씀도 잘하시니 천만다행이었고, 지나간 일들도 대부분 기억하고 있어 옛이야기도 함께 나눌 수 있으니 감사할 일이지만 후유증으로 생긴 행동장애는 여러 가지 상황들을 만들어냈다.

시간이 지나니 미세스 김의 입에서도 영감이 빨리 죽었으면 좋겠다는 말이 나오기 시작했다. 먹고 싶은 밥 한번 제대로 먹지 못하고 저리도 아우성이라며 안쓰러워했고, 더불어 총알받이 역할도 힘에 겨운 모양이다. 미세스 김도 병원을 내 집처럼 드나드는 상황이다 보니 점점 지쳐가고 있었다. 그래도 몇 년 동안 하루에 두어 번씩 방문하며 방을 정리하고 옷가지도 챙기고 머리를 다듬어주거나 면도도 직접 해주며 정성을 다했다. 할아버지가 돌아가시고 미세스 김은 먹고 싶은 밥 한번 제대로 먹지 못하고 죽은 할아버지가 불쌍해 목놓아 울었었다.

효도의 타이밍

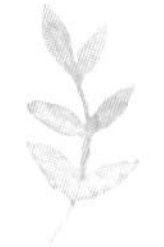

효도의 의미는 비슷하겠지만 각 민족마다 그 표현방법은 조금씩 다르다. 효도를 받는 부모의 입장에서 원하는 기대치도 다를 것이다. 미국인들은 개인적인 삶의 방식에 익숙한 사람들이라 환자가 자녀들에게 크게 의존하지 않는다. 가치관의 차이 때문일 수도 있겠지만 자리 잡힌 미국 복지 정책의 영향도 있다고 생각한다. 연금이나 사회복지제도가 확립되어 있어 물질적으로도 자식의 도움이 필요하지 않으니 자식과 부모가 좀 더 독립적으로 생각하고 생활하는 것이 가능할 수 있다는 생각이 든다. 부양의 책임 때문이 아니라 나이가 든 후 혼자된 자녀와 자연스럽게 함께 사는 경우는 많다. 그렇다고 미국인들이 부모자식 간에 아무런 정도 없이 남 대하듯 산다는 것은 아니다. 부모자식 간의 정은 어느 나라든 똑같은 자연의 섭리지만 부모와 자식의 관계에서도 상대방의 삶을 나의 것과 마찬가지로 존중하며 간섭하지 않는 개인주인적인 가치관이 우선시되는 듯하다. 민족이 달라도 부모를 사랑하는 마음은 다 똑같은 것이니 그 방식에 따라 무엇이 옳고 그른가를 판단할 수는 없을 것이다. 그런데 효도라는 이름으로 노환의 부모에게 온갖 정성을 다 쏟는 자녀들의 사랑에 과연 그 부모가 행복했을까를 생각하게 했던 일들이 가끔 있었다.

중풍으로 인해 중증의 정신적·육체적 장애를 갖게 된 어느 한국 할머니는 식사도 튜브로 공급받아야 했고 스스로 숨쉬는 것만이 가능한 환자였다. 인지능력의 저하로 전혀 의사표현이 안되고 대화도 불가능했다. 중증장애지만 의학적인 치료는 효과가 없는 상태고, 그렇다고 환자의 목숨이 경각에 달린 위급상황이 아니기 때문에 미국에서는 이런 환자들을 병원이 아닌 요양원에 모시도록 하고 있다. 중증의 장애를 갖고 있지만 의학의 발전으로 1, 2년을 넘어 오래 사는 경우도 많다. 할머니도 그런 환자 중 한 분이었다.

할머니의 자녀 중에는 매일 요양원을 방문하는 아들이 있었다. 그런데 언제부터인가 방문이 아니라 하루 종일 요양원에 머무르며 어머니 곁을 지켰다. 음식을 드실 수 없으니 식사 시중이 필요하지 않았고 대화가 가능하지 않으니 이야기를 나눌 수 있는 것도 아니었다. 아들이 할 수 있는 것은 할머니의 기저귀를 갈고 입도 닦고 몸의 이곳저곳을 닦는 일뿐이었다. 요양원에는 이런 일을 하는 전문 스태프들이 있고 정식교육을 받지 않은 가족이 환자의 몸을 마음대로 움직일 수 없는 것이 규칙임에도, 오히려 스태프를 못 미더워하며 할머니를 손수 돌보기를 고집했다. 그런 까닭에 하겠다는 아들과 안 된다는 스태프들 간의 신경전이 매일 있었다.

가끔 부부간에 특히 아픈 할아버지를 위해 매일 방문하는 할머니가 간호보조사들이 해놓은 일들이 마음에 들지 않아 당신이 손을 한번 더 보태는 일은 흔히 있었다. 하지만 이 할머니의 아들은 다른 사람이 만지는 것조차 원하지 않았다. 당신 말로는 어머니 건강하실 때는 제대로 찾아뵙지도 못했을 뿐더러 식사

한번 함께하지 못했다고 한다. 제대로 효도 한번 하지 못한 한 때문에 당신이 어머니를 돌보고 싶다고 했다. 하지만 미국인 스태프들은 돌봐줄 간호보조사들이 있음에도 불구하고 중증의 환자이자 여성인 어머니를 그 아들이 규칙을 거스르면서까지 몸을 씻기거나 하는 것을 이상하게 여겼다.

요양복지의 손길이 미치지 못해 가족이 돌봐야 하는 상황이라면 이해되는 일이겠지만, 모든 도움이 가능한 요양원에서 일상생활을 포기하면서까지 매달리는 것이 과연 누구를 위한 것인지를 생각해보게 했다. 아들과 식사를 할 수도 있고 이야기도 나눌 수 있다면 환자는 아들과 무척 행복한 시간을 보냈을 테지만, 어머니의 기저귀를 갈고 몸을 닦아드리는 것이 전부일 수밖에 없는 아들의 뒤늦은 효도가 안타까웠다.

아침부터 저녁까지 아들은 침대에 누워있는 할머니를 바라보거나 텔레비전을 시청하며 하루를 보냈다. 할머니처럼 중환자들은 담당 간호보조사가 침대에서 팔다리를 움직여주는 것이 물리치료의 전부이고 길게 누운 듯 앉을 수 있는 제리체어라는 의자에 앉혀 식당이나 뒤쪽의 라운지에 잠시라도 있게 하는 것이 중요한 일과다. 이것은 욕창을 방지하기 위해 신진대사를 자극하고 동시에 환자가 방에서 나와 소리, 냄새, 촉감들을 느끼며 자극을 받을 수 있는 시간이 된다. 그러나 앉는 것이 할머니에게는 큰 고통일 것이라는 아들의 판단에 할머니는 침대에 누워 있어야만 했다. 할머니의 아들은 환자가 아무것도 할 수 없으니 아무것도 하지 않도록 하는 것이 어머니가 원하는 일일 것이라고 믿는 듯했다.

아들은 환갑을 넘겼지만 아직은 젊은 편이고 부인도 자녀도 있는 사람이었다. 당신의 모든 개인적인 생활을 접고 1년 넘게 이렇게 할머니와 함께 시간을 보냈다. 할머니의 마지막 1년은 죽음이나 마찬가지였을까 아니면 아들의 사랑을 충분히 느낄 수 있었던 의미 있는 시간이었을까. 확실한 것은 모든 것을 거부하는 아들이 아니었다면 할머니는 관 속처럼 조용한 방을 벗어나 세상의 소리를 듣고 보았을 것이며 욕창에도 덜 시달렸을 것이다. 무엇보다 환갑을 넘긴 아들이 모든 일상을 포기한 채 하루 종일 기저귀를 갈아주고 온몸을 닦아주는 효도에 기뻐하셨을지 의문이다. 나는 할머니의 인지능력이 조금이라도 깨어 있었다면 그리 기뻐하지는 않았을 것이라 생각한다.

정신적·육체적 장애를 갖게 된 부모를 아기 기르듯 돌보는 자녀도 있다. 인지능력이 저하된 환자에게 숫자와 구구단을 가르치고 인사법을 가르치거나 영어도 가르친다. 물론 부모가 아프기 전의 상황으로 돌아가길 바라는 간절한 마음에서 그렇게 하는 것이다. 그러나 현재의 모습은 그렇게 보일지 몰라도 그들은 아이가 아니다. 모진 세월을 살아낸 우리들의 거울이며 현재의 모습 또한 우리 미래의 거울이기도 하다.

레크리에이션 리더들이 프로그램을 만들 때도 아이들에게 사용하는 퍼즐이나 게임, 하물며 색칠을 위한 캐릭터에도 유아적인 그림을 사용하지 않는 것이 규칙이라면 규칙이고, 음악 또한 그들의 연령에서 들을 수 있는 음악을 이용해야 한다. 이러한 상황을 모른 채 재교육에 열을 올리며 부모를 가르치느라 정작 부모에게 필요한 다른 사람들과의 교감이나 다양한 프로그램에서 받을 수 있는 삶의 자극 등을 차단시키는 경우가 있었다.

이 환자는 중증의 마비로 한 손을 제외하고는 마비가 있었고 인지능력이 많이 저하되어 있었지만 자녀들을 알아보고 간단한 단어를 발음할 수 있는 정도의 장애가 있는 환자였다. 이 환자의 자녀들은 하루도 빼지 않고 방문하여 거의 하루 종일 할머니와 시간을 보냈다. 할머니의 휠체어를 밀고 뒤쪽의 라운지에도 가고 날씨 좋을 땐 건물 앞에 나가기도 했다. 프로그램에 적극적으로 참여할 수 있는 정도의 인지능력은 되지 않으나 다른 환자들과 함께하는 것이 감각의 자극에 도움이 되니 프로그램에 한번씩 참여하라고 자녀들에게 권하기도 했다. 그러나 여러 사람이 함께 있는 장소는 감기나 간단한 질병에 감염되기 쉽다는 이유로 어머니가 식당에 머무르는 것을 원치 않았다. 자녀는 당신의 방식대로 어머니에게 도움된다고 생각하는 스케줄을 만들어 매일 실행하고 있었다. 어머니에게 주위에 지나가는 사람들에게 인사하라고 하고는 칭찬도 하고 잘못하면 다시 반복해 시키기도 한다. 영어도 알파벳부터 가르치고 방에선 직접 구입한 책자로 어머니와 함께 씨름을 한다.

방법이 어찌됐든 어머니에 대한 사랑으로 하는 일이지만 어린이를 대하는 말투로 윽박지르거나 칭찬하는 소리는 듣기 민망했었다. 병으로 기억의 순서가 뒤엉키고 시공의 개념이 많이 사라졌지만 이들의 기억 보따리에는 아이였을 때부터 누군가의 배우자로서 부모로서 살아왔던 기억들이 모두 담겨있다. 문듬문듬 튀어나오는 삶의 지혜와 연륜이 배어 있는 말들은 그들의 자리가 어딘지를 다시 한 번 생각하게 한다.

동변상련이란 말처럼 이들도 자신들을 안쓰러운 시선이나 말로 대하는 친척들보다는, 앞뒤는 맞지 않지만 일상의 일들을 두서없이 이야기해도 서로 들어주고 미소도 지어주는 요양원 환자들과 있는 것이 훨씬 편안해보일 때가 많다. 내 마음의 속죄를 위해서 내 마음 편하려고 하는 것이 효도는 아닐 것이고, 내가 이런 상황에 처하게 되었을 때 나는 자녀에게 어떤 효도를 바라게 될까를 깊이 생각해볼 필요가 있다.

요양원이라는 곳이 아직은 익숙하지 않고 그 요양복지의 수준도 미약한 우리들에게 부모를 요양원으로 모시는 것이 큰 아픔인 것만은 사실이다. 요양복지가 많이 발전된 후라도 부모님을 내 손으로 끝까지 모시지 못하게 되는 일은, 아시아인의 가치관으로는 받아들이기 어려운 일인 것 같다. 중증장애를 안고 사는 부모님을 보는 것은 가슴 아픈 일이고, 그렇기 때문에 자신이 갖고 있는 것을 희생해서라도 부모님의 마지막을 지켜드리고 싶은 마음은 이해가 된다. 하지만 요양복지의 체계적인 운영과 그 발전에 관심을 기울이고 적극적인 실천을 이룰 수 있다면 우리 어르신들에 대한 죄의식이 조금은 상쇄되지 않을까 하는 생각이 든다.

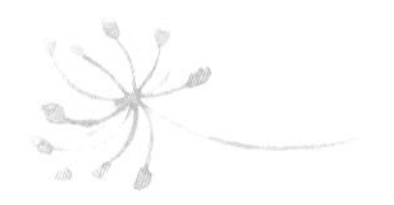

서랍 속에 모아놓은 사랑

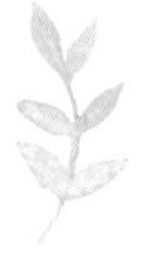

식사가 다 끝난 식당을 천천히 돌며 식사가 끝난 다른 환자들의 쟁반들을 찬찬히 살펴보던 할머니는 쓰지 않은 일회용 설탕이나 빨대가 보이면 얼른 주머니에 챙겨 넣는다. 끼니때마다 하는 일이라 어떤 스태프는 이유를 궁금해하지도 않고 일부러 챙겨주기도 했다. 이렇게 모아놓은 설탕과 빨대들은 할머니 방의 서랍을 가득 채우고 있다. 항상 넘치게 나오는 이런 것들을 굳이 모으는 이유가 버려질 물건들이니 아까워 그러는 것인가 했다. 아흔이 넘은 연세에 모든 것을 내려놓은 듯 편안한 성품인 할머니가 욕심이 많아 그런 것은 아닌 듯하고 휠체어를 이리저리 움직이기도 꽤나 고단한 할머니였다.

워낙 조용하고 과묵한 할머니가 드러내놓고 이야기하지는 않았지만 한참 후에 비닐 봉투에 차곡차곡 정성스럽게 담아놓은 이 물건들은 할머니가 딸에게 줄 선물이라는 것을 알았다. 건강했던 시절에는 바쁘게 사는 딸을 위해 대신 손주들을 키워주고 반찬도 해줄 수 있었지만 요양원에서 지내는 지금은 멀리서 찾아오는 딸에게 줄 수 있는 것이 무엇이 있을까…. 움직이기도 힘든 휠체어를 힘들게 이리저리 움직여 모아놓은 설탕과 빨대는 친정을 찾아오는 딸의 손에 반찬 대신 들려주는 엄마의 사랑이었다.

자녀에게만은 한없이 주고 싶은 엄마의 마음으로 서랍 속의 비닐 봉투가 불룩해지면 딸을 보고 싶은 마음도 함께 커진다. 그리고 딸이 다녀가면 할머니의 서랍은 설탕 대신 딸이 두고 간 간식으로 채워지고 딸이 가져왔다며 서랍을 열어 이 사람 저 사람에게 빵을 나눠주고 새로 태어난 증손주들의 사진도 보여주며 자랑을 한다. 나에게는 쉽게 하는 손톱 깎아달라는 말도, 먹고 싶은 음식 이야기들도 딸에게는 하지 않는다. 딸에게만은 당신이 무기력해진 환자가 아니라 늘 그랬듯이 한없는 사랑을 보여줄 수 있는 엄마이고 싶은 것이다.

요양원에서 지내는 사람들에게 가장 기쁜 일은 자녀를 보는 일이다. 감정의 표현이 무뎌져 흥분이란 감정을 찾아보기 힘든 어르신들의 어두운 눈과 귀가 자녀들을 만나면 번쩍 뜨인다. 재미있게 놀이에 집중하다가도 하던 것을 밀어버리게 하고, 기절하듯 낮잠을 자는 환자들도 순식간에 눈을 크게 뜨고 반색을 한다. 그러고는 고통에 축 늘어져 있던 환자는 없어지고 한없이 사랑을 주고픈 부모로 변신한다. 평범한 대화는 쉽지 않을 듯했는데 자녀와 마주하게 되면 자녀의 건강을 염려하고 손주들의 안부를 묻는 엄마나 아버지로 변하는 어르신들 때문에 놀랄 때가 많다.

아들만 보면 유난히 눈이 커지며 반색하던 할머니는 치매가 많이 진행되어 평상시에는 정상적인 대화가 힘들 때도 있고 눈도 흐리니 항상 조용히 휠체어에 앉아 있었다. 간혹 어렵게 나누는 대화도 당신의 고통을 호소하거나 물을 달라거나 화장실에 가고 싶다는 정도다. 그런 할머니가 아들이 찾아오기라도 하면 한번도 들어본 적 없는 큰 목소리로 일은 잘되고 있는지 그리고 출장은 잘 다녀왔는지를 물어보고 엄한 목소리로 건강을 단속하기도 한다. 아픈 환자가 아닌 자식을 염려하는 우리의 평범한 엄마가 된다. 그리고 왜 자주오지 않느냐는 불평 대신 너무 일이 많아 어쩌냐고 지레 걱정을 한다. 휠체어에 앉아 있어도 마비로 몸을 움직이지 못하더라도 노환에 시달리는 나약한 노인이 아닌 마음만은 여전히 자식을 충분히 걱정해줄 수 있는 엄마의 자리를 고수하고 싶은 것이다. 이때만큼은 내 눈에도 할머니는 자녀의 울타리가 되어주는 강한 엄마다.

아주 심한 단계의 치매를 제외하면, 치매를 앓는다고 모든 환자가 기억에서 자녀의 얼굴을 지우지는 않는다. 나는 자녀의 얼굴을 잊어버린 이유가 치매라기보다는 뜸해도 너무 뜸한 방문 때문이 아닌가도 생각해봤다. 기억이 빨리 어두워지는 환자가 어쩌다 한번씩 보는 자녀의 얼굴을 기억하지 못하는 것은 당연한 일이다. 딸의 얼굴을 잊어버린 할머니가 매일 엄마를 방문하는 룸메이트의 딸이 보이면 엄마가 어디에 있는지를 가르쳐주기도 하니 말이다. 혹시 자녀의 얼굴을 잊었다 하더라도 당신이 낳아 기른 자녀들에 대한 사랑은 그대로 남아 너무 잘난 당신의 자녀들 자랑도 잊지 않고 덧붙인다.

가끔 엄마를 보러 와 쇼핑하다 짜증났던 이야기, 마음대로 잘 되지 않던 어제 저녁의 반찬 이야기를 하는 딸의 말에 엄마는 사랑을 가득 담은 미소 띤 얼굴로 움직일 수 있는 팔을 들어 딸의 머리를 쓰다듬는다. 인지능력에 장애가 있는 이 환자는 딸이 방문할 때를 제외하고는 아무에게나 공격적인 표정을 드러내기도 하고 의미 없는 웃음을 보이기도 한다. 딸은 엄마가 평상시에 보인다는 이런 행동장애를 믿기 힘들어했다. 엄마의 사랑이라는 힘으로 부드러운 미소와 온화한 눈빛으로 무장한 할머니는 딸 앞에서만큼은 아무것도 혼자서는 할 수 없는 병자이고 싶지 않았을 것이라 생각했다.

요양원이 주거지에 있다 보니 이미 은퇴한 자녀가 매일 찾아오다시피 하며 부모와 시간을 보내는 사람들이 있다. 라운지에 앉아 커피를 마시거나 프로그램에도 함께 참여하면서 잃어버린 건강이나 예측할 수 없는 내일을 걱정하기보다는 오늘도 함께 해줄 수 있는 엄마로서 그리고 그 울타리를 즐기는 딸의 모습으로 말이다. 다른 환자들에게는 부러울 수밖에 없는 그림이다.

반면 일년에 한 번도 자녀의 얼굴을 보기 힘든 환자들도 있다. 그런데 나는 이런 환자들이 자주 오지 않는 자녀들에 대해 불평하는 것을 들은 기억이 별로 없다. 대신 우리 애는 너무 멀리 살아서, 그리고 너무 바빠 시간을 내기가 힘들 것이라는 말을 듣기는 한다. 이것도 부모로서 자식을 감싸고픈 사랑의 표현이지 않을까 생각한다. 내리사랑이라는 말은 거스를 수 없는 진리이니 내 부모가 내가 보지 않은 사이에도 나를 사랑으로 감싸며 이해하고 있다는 것을 자녀들은 알 길이 없다.

요양원에 살고 있는 당신이 자녀에게 줄 수 있는 것이 무엇일까. 밀려오는 아픔과 고단함에 하루 종일 축 쳐져 있다가도 자식에게는 초롱초롱한 눈빛을 보이며 자식의 어깨를 누르는 애물단지가 아니라 아직도 자식을 걱정하는 부모로서 사랑을 주고 싶다. 자주 오지 못하고 짧은 시간의 방문이라도 상관없다. 안쓰러운 눈으로 부모의 건강을 염려하는 말과 이것저것 물어보며 부모의 기억력을 테스트하기보다는, 내 마음대로 되지 않는 아이들 이야기와 힘든 직장 이야기들로 투정도 부리며 그리

웠던 엄마 품에 기대어보는 것은 어떨까. 그러면 우리의 어르신들은 걱정의 말이나 눈빛을 보이며 아직은 당신이 자녀에게는 기대고픈 존재임을 확인할 것이고, 당신이 줄 수 있는 사랑을 꺼내보일 수 있음에 행복해할 것이다.

미세스 박과 요양원이 고려장일 수밖에 없는 사람들

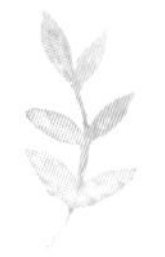

미세스 박은 한국인 환자들 중에서는 드물게 본인 스스로 요양원에 있겠다고 결정한 사람이다. 할아버지와 둘이 살다가 할아버지가 돌아가신 후 당신도 노환이 심해졌고 병원행이 빈번해지자 스스로 요양원에서 살겠다고 결정한 것이다. 통증에 시달리긴 했어도 자립적인 생활이 충분히 가능했고 정신도 밝은 편이었다. 어머니를 위한 자녀들의 정신적·재정적 뒷받침도 넘치고 있었다. 혼자가 된 후 같이 살기를 권한 자녀도 있었지만 미세스 박은 독립적으로 사는 것에 이미 익숙해졌고 노환이 심해진 지금에 와서 자녀와 함께 사는 것을 원하지 않았다. 잦은 병원행 후에 물리치료를 받기 위해 요양원에 잠시 머물고 있을 때였다. 통역 때문에 미세스 박을 자주 방문했었는데 당신이 요양원에서 살면 어떻겠느냐며 조언을 구했었다. 낮에는 방문복지사가 집으로 찾아와 도움을 주고 있었지만 복지사는 최대 하루 8시간만 근무하다 보니 복지사가 퇴근한 후가 문제였다.

통증이란 것이 밤에 더 고통스러운 것이라 혼자 지내는 밤이 무섭고 힘들 수밖에 없다. 통증이 시작되기라도 하면 그 무서움에 어쩔 수 없이 병원 응급실을 버릇처럼 찾게 되었고 병원행마다 반복되는 검사는 할머니를 더욱 힘들게 한다고 했다. 미세스 박은 장성한 자녀들의 걱정도 알고는 있지만 당신 때문에 힘들게 하고 싶지 않다고 했다. 그때 나는 노환은 있지만 충분히 자립생활이 가능한 미세스 박이 요양원에 들어오는 것을 권하지는 않았다. 그렇다고 해도 요양원에 머문다면 당신이 받을 수 있는 서비스를 설명해준 적이 있다.

사실 미국의 요양원에는 작은 도움으로도 충분히 자립 가능한 미국인 환자들이 많다. 중증의 노환이 아니라도 나이가 들면 혼자 사는 것이 부담스러워지면서 여유 있는 사람들은 시설이 잘 갖춰져 있는 사립 시니어 아파트에 들어가거나 따뜻한 다른 주의 비싼 시설로 들어간다. 그런 여유가 없거나 연고지를 떠나기 싫은 사람들은 근처의 요양원으로 들어와 사는 경우가 많다. 이는 요양원의 복지서비스가 많이 개선되어 이런 어르신들의 삶의 질이 충분히 유지될 수 있기에 가능한 일이기도 하다. 미세스 박에게도 이런 많은 다른 거주자들의 예와 함께 당신이 받을 수 있는 서비스에 대해 설명해주었다.

요양원에서는 24시간 간호사와 의사의 일차적 치료나 진단을 받을 수 있으니 불필요한 병원행을 피할 수 있고, 혹시 요양원이 생각보다 불편하면 언제든지 집으로 돌아갈 수 있다는 말도 해주었다. 또한 집에서는 노환으로 바깥 출입이 어려워 어쩔 수 없이 사회적으로 고립된 생활을 하게 되는데, 요양원에서는 사람 구경은 실컷 할 수 있다는 것도 설명해주었다.

할머니는 잠시의 망설임도 없이 요양원에서 지내기로 결정했다. 그때가 2010년이니 이곳에서 보낸 것도 4년의 시간이 흘렀다. 아흔의 연세에 요즘 말로 쿨한 결정을 한 것이다. 그때까지 만난 대부분의 한국인 환자들은 자녀들의 결정에 의해 요양원에 머물게 되었고, 표현을 하지는 않았으나 자녀들의 그러한 결정에 서운함을 갖고 있었으니, 이런 환자들의 요양원 생활은 여러모로 괴로운 것이 사실이다.

미세스 박은 심한 만성 허리통증이 있는 환자인지라 요양원에서 지낸다고 해서 통증이 나아지는 것은 아니었지만 통증이 있을 때마다 간호사에게 약과 위로를 함께 받게 되었다. 몇 명의 아들이 돌아가며 한국 음식을 챙겨오니 입에 맞지 않은 음식도 문제가 되지 않았다. 심해지는 통증으로 늦은 밤 응급실을 찾던 것도 이후에는 한 번도 없었다. 해당 층에서 근무하는 간호부 스태프들은 3교대로 24시간 같은 인원이 배치되기 때문에 할머니가 받는 위로는 24시간 계속될 수 있었다.

처음 요양원에 들어왔을 때는 할아버지 제사나 명절 때 외출을 하고는 했는데, 그것도 요즘은 나가지 않는다. 요양원의 당신 방이 제일 마음 편하다는 것이다. 그렇다고 해를 거듭할 때마다 더 힘겨워보이는 미세스 박의 걸음걸이를 막을 수는 없는 일이라 근래에는 누워 지내는 날이 많아졌다. 그러자 자녀들이 할머니에게 출근하는 개인 간병인을 고용했고 덕분에 더욱 세심한 보살핌을 받게 된 미세스 박은 다시금 복도를 걸어다니며 미소를 지어주고 있다.

활발하게 단체 프로그램에 참여하지는 않았지만 일요일에 하는 한국어 예배에는 꼭 참석하고 컨디션이 괜찮은 날에는 아침 운동 시간에도 함께한다. 보통은 방에서 조용히 책을 보거나 텔레비전도 시청하고 창가에 둔 화분들을 가꾸는 것으로 시간을 보낸다. 하루에 몇 번씩 운동 삼아 복도를 걸어다니며 마주치는 모든 사람들과 이야기를 나누기도 하고 의사소통이 안 되면 미소라도 짓고는 했다. 병원 입원으로 보이지 않는 환자들을 걱정하기도 하고, 때로는 사내처럼 걷는 내 걸음걸이를 지적하거나 부모님 안부를 물을 때도 있다. 온화한 미소 때문에 영어가 부족해도 요양원의 어느 누구와도 어울리는 것에는 문제가 없었다.

미세스 박의 자녀들은 엄마가 조금이라도 불편한 것이 있는지 수시로 방문하여 챙기고 요양원에 시정을 요구하기도 하면서 할머니의 말에 귀를 기울인다. 요양원에 있게 된 것이 사회와 가족으로부터 격리된 것으로 여겨 우울증이 심해지거나, 하고 싶은 것 먹고 싶은 것 하나 없이 죽고만 싶다는 환자들과 달리 미세스 박은 매사 긍정적인 시각으로 바라보고 자신이 속해 있는 환경에 감사하며 생활하고 있다. 더불어 요양원에서 지내기로 한 그때의 결정을 잘한 일이었다고 한다.

예전과 달리 요즘의 한국 텔레비전 프로그램에서는 노환을 겪는 사람들이나 요양원에 대한 이야기들을 자주 다루고 있다. 내 주위에서도 노환이 심한 부모님의 거처를 요양원으로 옮겼다는 이야기를 자주 듣는다. 그만큼 요양원에 대한 한국인들의 생각이 많이 바뀌고 있고 또 바뀌지 않으면 안 되는 현실이 되었다. 하지만 아직도 드라마 속에서 집안 어른이 요양원에 들어가는 상황은 장례식장을 무색하게 할 만큼 슬프기 짝이 없다.

여든 이상의 어르신들은 노환의 부모를 집에서 모셨고, 모진 세파에 자식들을 한국 발전의 주역으로 키워낸 사람들이다. 끼니조차 제대로 잇지 못하고 교육의 기회도 없었던 시절을 힘들게 보낸 이들이 노환의 시기에는 자녀와 함께하지 못하고 있다. 어쩔 수 없는 사회적 변화다. 이제부터 기거해야 하는 요양원은 너무 멀고 고려장에 들어가는 느낌만 가득하다. 누가 요양원에 있고 싶겠는가. 그러니 집에 돌아가기 위해 가방 싸는 일로 하루를 보내는 것이다. 미국에 살고 있는 많은 한국인 어르신들도 마찬가지로 이런 생각을 하는 사람들이 있다. 아무리 좋은 시설과 잘 훈련 받은 스태프들이 있다 하더라도 여긴 집이 아니고 요양원이다. 그리고 요양원은 이들에게 현대판 고려장이 된다.

미스터 원이 이 요양원에 자주 드나들게 된 것은 심한 당뇨와 그 후유증으로 인한 잦은 수술 때문이었다. 병원에 자주 입원하다 보니 물리치료와 작업치료를 위해 집으로 돌아가기 전에 잠깐씩 단기체류를 했었다. 처음 왔을 때는 한쪽 다리의 발가락 제거 수술을 받은 후였고 물리치료를 받고는 집으로 돌아갔었다. 그 후에 또 왔을 때는 반대편 다리의 발가락 제거 수술을 받은 후였다. 그러고는 급격히 올라간 당뇨 수치 때문에 쇼크로 쓰러져 병원에 갔다 온 게 몇 번 되었다. 당신이 이야기하길 당뇨에는 음식조절이 가장 중요한 일인데도 불구하고, 음식조절도 안 하는 데다 담배도 피우고 술도 마시고 해서 어떤 날은 약이나 인슐린 주사로도 조절이 되지 않아 쇼크로 병원에 간다고 했다. 부인이 안 계신 지 오래되고 아들과 살고 있으니 음식조절을 도와줄 사람이 옆에 없고, 요양원에 있으면서도 친구와 외출을 나가서는 술도 마시고 간식도 안 가리고 사오는 것을 보니 본인 스스로 조절능력을 전혀 갖고 있지 않았다. 물리치료를 위해 요양원에 머무는 동안 미스터 원은 아들이 당신을 요양원에 가두려 한다며, 당신은 아무 죄도 없는데 감옥 같은 곳에 왜 갇혀 있어야 하느냐고 격앙된 목소리로 이야기한 적이 있었다.

아들과의 사이가 벌어진 지는 꽤 오래된 듯했다. 당뇨가 심해 발가락 제거 수술에다 눈까지 잘 보이지 않는데도 절제가 되지 않는 아버지와 절제시키려는 아들과의 마찰이 크지 않았나 나름 추측할 수 있었다. 아들은 아버지가 요양원에서 오래 지내게 되면 여러 가지로 도움을 받을 수 있을 것이고, 그렇게 되면 아버지에게 일어날지도 모를 위험한 상황들을 피할 수 있지 않을까 하여, 보호자 자격으로 미스터 원이 요양원에 장기체류할 수 있도록 신청한 것이다. 이를 안 미스터 원의 분노는 극에 달했다. 앞으로 아들과는 함께 살지 않는 것은 물론이고 대화조차 하지 않을 것이라고 했다. 당신은 스스로 충분히 보호자가 될 수 있음을 주장하며 아들의 결정을 따르지 않기로 했다. 물론 스스로 자신의 보호자가 될 수 있다는 정신과 담당의사의 소견을 덧붙인 후에 말이다. 하지만 당신의 주거지가 정확해야 퇴원이 가능한데, 아들과는 너무 사이가 벌어져 서로 대화를 하려 하지 않으니 퇴원이 계속 미뤄지고 있는 것이다.

그러는 사이 할아버지는 다른 환자들 앞에서도 이 감옥에서 빨리 벗어나야 한다든가, 냄새가 나서 식당에서는 밥을 먹을 수가 없다는 말들을 아무렇지도 않게 했다. 같이 방을 쓰고 있는 한국인 환자가 충분한 인지능력을 갖고 있음에도 불구하고 미스터 원의 감옥 타령은 때와 장소를 가리지 않고 거리낌 없이 반복되었다.

스스로 감옥이라 생각하니 요양원은 아들이 당신을 가두려 하는 감옥이 되었고 레크리에이션 프로그램에는 당연히 참석하지 않았다. 냄새 나는 치매에 걸린 사람들이라며 요양원에 있는 다른 환자들과는 대화도 하지 않았다. 당신은 그들과 다르고, 자신은 이곳에 속한 사람이 아니라는 선을 긋고 있었다. 물론 미스터 원은 본인의 노력과 함께 지속적인 관리가 보장된다면 최소한의 도움으로 요양원 밖에서 충분히 생활할 수 있는 상태였다. 하지만 그동안 전혀 관리가 이루어지지 않아 건강이 악화되었고 요양원에 대한 미스터 원의 부정적인 생각은 당신이 받을 수 있는 도움까지도 밀어냈다.

당뇨가 너무 심해 발가락도 거의 다 자르고 시력도 저하되어 철저한 식사조절과 약 관리가 필요했으며, 더불어 당신 스스로도 많은 절제심이 요구되었다. 스스로 전혀 절제가 되지 않는 상태에다 식이요법이나 약 복용을 도와줄 사람도 없는 상황에서 무작정 나가려고만 한다는 것은 위험한 일이다. 당신에게 필요한 여러 가지 도움을 받을 수 있음에도 불구하고 요양원에 대한 잘못된 편견과 접근방식으로 환자와 가족이 함께 받을 수 있는 혜택을 제대로 받지 못하고 있는 것이다.

미스터 원과 비슷한 일은 한국인 환자들에게 흔히 일어나는 일이다. 한국 사회에서도 조금씩 나아지고 있는 요양원에 대한 생각이 연세 많은 우리 어르신들에게는 아직도 깊은 반감들로 그대로 남아있다. 물리치료 후 장기요양을 결정한 환자들도 처음에는 집으로 돌아가기 위해 노력하던 사람들이다. 가족들 또한 회복을 원했을 것이다.

노환은 갈수록 심해지는 것이 보통인지라 집으로 돌아간 사람들도 병원에 입원을 반복하게 되면서 다시 오는 경우가 많고, 반년 넘게 요양원에 있다가 집에 가는 사람들도 있다. 처음에는 거의 대부분의 환자들이 당연히 집으로 돌아갈 것이라고 생각하지만, 집에 혼자 있는 것을 걱정하는 자녀들의 결정으로 장기체류를 시작하는 한국인 환자들이 대부분이다. 당신들 스스로는 의사소통도 되지 않으니 환자가 방문간호서비스를 받으며 혼자 살고 싶어도, 미리 내려진 결정을 바꿀 만한 영어실력도 안 되고 집에 데려다 줄 사람이 없는데 어떻게 요양원을 나갈 것인가. 낯선 미국에서 연세 많은 어르신 혼자 감당할 수 있는 일이 아니다. 이런 이유로 가족과 마찰이 생기고 억지로 요양원에 머물게 된 환자들은 정신적으로 큰 괴로움을 겪게 된다.

미스터 김 할아버지는 가벼운 중풍으로 넘어져 병원에 입원했다가 물리치료를 위해 요양원으로 들어왔다. 다행히 큰 후유증은 없었다. 하지만 걷는 것이 부자연스럽고 말도 어눌했다. 그래도 당신은 아무렇지도 않고 건강하다면서 워커 사용도 거부하고는 집으로 돌아가겠다고만 한다. 큰 부상은 없었지만 자주 넘어지는 일이 발생하게 되니 집으로 돌아가고자 하는 할아버지의 바람과는 달리 보호자들은 퇴원을 미룰 수밖에 없었다. 하루 이틀 시간이 가면서 할아버지는 안절부절못했고 배우자와 딸이 방문할 때마다 병이 호전되어야 집에 갈 수 있다는 말로 시간을 미룬 지 몇 년이 지났다. 할아버지는 이미 장기요양환자로 신청되어 있었고 그렇게 살고 계신다. '땡큐'와 '예스' 그리고 '노' 이외의 영어는 전혀 못하는 할아버지를 미국인 스태프들은 치매가 있지만 조용한 환자 정도로 기억하고 있다. 집에 가고 싶어 가족들에게 전화해달라고 소리라도 치게 되면 스태프들은 할아버지의 치매가 심해진 것뿐이라고 여겼다.

식당에 식사하러 올 때를 제외하고는 침대 커튼을 빙 둘러쳐 놓고 침대에 가로로 누워 시간을 보낸다. 바로 외출을 해도 될 만큼 옷을 차려입고 모자와 선글라스도 쓰고는 누워계신다. 이렇게 깔끔한 할아버지가 요즘은 당신도 모르게 속옷에 소변 실수를 하는 일이 잦아져 더욱 소심해졌다. 기저귀를 사용하면 편하겠지만 이 또한 자존심이 허락하지 않는지 하루에도 여러 벌의 속옷을 직접 빨아 침대 주위에 걸어놓느라 바쁘다. 때문에 당신은 모르지만 할아버지의 방 주위에서는 소변냄새가 심하게 나기 시작했다. 나이가 들면서 많은 환자들이 자기도 모르게 소변을 지리는 일이 생기고 화장실도 자주 가게 된다. 밤에도 화장실 가느라 넘어지는 일이 빈번하게 발생하고 있으며 이로 인해 잠을 못 자는 일도 자주 일어난다.

골절은 노환의 어르신들에게는 치명적인 독이 되는 일이라 기저귀 사용을 권한 적이 많다. 할머니들에게는 실제로 착용 시범까지 보이기도 한다. 하지만 나이가 들며 생기는 일들을 모든 어르신들이 다 자연스럽게 받아들이는 것은 아니다. 기저귀를 사용하지 않고 화장실만은 내 스스로 해결하는 것이 마지막 자존심이 되어, 이것을 무너뜨리기가 쉽지 않다. 요즘은 집에 가겠다는 말을 하지는 않지만 여전히 요양원 생활을 받아들이지 못하고 있다. 조금이라도 빨리 빙 둘러쳐진 커튼 밖으로 나와 우리가 도와드릴 수 있도록 마음을 열어주길 바라고 있다.

당신들을 요양원에 머물게 한 자녀들을 하염없이 원망하거나 그렇게 될 수밖에 없는 당신들의 노환에 불행해하는 한국인 어르신들을 만나는 일은 늘 있는 일이다. 누구를 원망할 수도 없고 잘잘못을 따질 수도 없는 일이다. 그러나 같은 상황에도 신기하리만치 굳건한 삶을 지키는 어르신들이 있기에, 이런 한국인 어르신들의 환경과 가치관을 이해하면서도 동시에 안타까움을 금할 수가 없다. 원망스러운 마음에 자녀들의 방문에도 전혀 이야기를 하지 않는 어르신도 있고, 그런 부모의 태도에 방문 횟수도 줄어 보기 힘든 자녀들도 있다. 요양원에 부모를 모셔다 놓고는 활짝 웃는 얼굴로 방문하기도 어정쩡하고, 본인의 자격지심에 스태프들의 잘잘못을 유난히 따지고 드는 자녀들도 있다.

자녀들의 수입과는 무관하게, 아무런 수입과 재산이 없는 노인들에게는 하루에 400달러나 되는 비용을 나라에서 전액 부담하고 있으니 부모를 요양원에 모시는 일에 주저하지 않는 사람도 있을 것이다. 중요한 것은 나의 삶이 중요하듯 자녀의 삶도 그리고 노환의 부모의 삶도 지켜주어야 하는 것이다. 워낙 여러 가지 예상치 못한 일들이 일어나는 곳이 우리가 사는 세상이니 이해 못 할 일도 아니다.

부모님이 요양원을 고려장으로 여기며 괴로워한다면 자녀가 그곳을 고려장이 아닌 어르신을 더욱 살뜰히 보살펴주는 새로운 주거지로 바꾸는 노력이 필요하다. 또한 집에서 모시기가 어려워진 노환의 부모를 요양원으로 모실 수밖에 없는 자녀의 괴로운 마음은 그 부모가 알아주어야 할 것이다. 맛있게 차려진 음식을 보아도 입맛이 없다며 음식 탓을 할 수는 없지만 사랑한다면 맛있게 드시도록 옆에서 힘이 되어주는 것이 도리일 것이다.

시련이 만들어준 소소한 즐거움

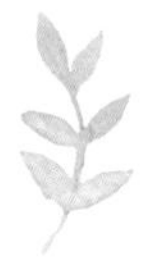

우리가 보통 노인성 질환이라 부르는 중풍이나 치매, 파킨슨, 알츠하이머 등으로 평생장애를 갖게 된 환자들은 대부분 연세가 있는 어르신들이지만, 인종에 상관없이 젊은 나이에 중풍을 포함한 다른 대사성 질환의 후유증으로 평생장애를 갖게 되는 경우가 근래 들어 많이 발생하고 있다.

중풍의 경중과 치료시점에 따라 그 장애의 정도가 현저히 다르기도 하고 다른 병증이 겹친 경우도 있지만 요양원에 길게 머무는 젊은 사람들은 대부분 중풍으로 인한 마비나 당뇨 합병증에 의한 경우가 많다. 젊기 때문에 중증의 마비라도 힘든 재활의 시간을 거친 후에는 스스로 휠체어를 움직이거나 완전하지는 않지만 실내에서 워커를 이용해 걸을 수 있을 만큼 회복되기도 한다.

요양원에는 이민자가 갖는 특별한 환경 때문에 주위에 도와줄 친척이 없어 장기체류하는 사람들이 있다. 내 나이도 그리 어린 나이는 아니라서 이런 사람들과 나이 차이가 별로 나지 않을 때가 많다. 비슷한 나이라는 것이 서로의 관계에 도움이 될 것이라 생각할 수도 있겠지만, 오히려 반대로 비슷한 나이이고 같은 한국 사람이라는 것 때문에 내가 하는 사소한 행동과 말이 이들에게 큰 상처가 되지 않을까 상당히 조심스러울 때가 많다. 용기를 북돋을 수 있는 말로 이들의 증세나 현재 상황을 조금이라도 나아지게 할 수 있다면 모르지만, 증세가 나아질 수 없는 평생장애의 상황에다 당뇨나 투석으로 음식까지 제한받아야 하는 환자들이라면 섣부른 조언이 상처가 될 수 있다.

일상적인 대화도 조심해야 하는 경우가 많다. 휴가를 받아 한국에 다니러 갈 때에도 말을 꺼내기가 미안하다. 특히 환자의 부모가 한국에 거주하는 경우에는 더욱 곤란하다. 어떻게 보면 고국을 떠난 이민자가 아니었다면 아프지 않았을지도 모른다. 한국에서야 텔레비전만 켜면 다양한 성인병 관련 프로그램들이 방영되고 있어, 당뇨와 고혈압을 방치했을 때 올 수 있는 결과들을 경고하고 예방법들을 소개하고 있지만, 이곳 사람들은 바쁜 이민생활에 그러한 정보를 접할 기회도 없고 주위에 걱정해주며 조언해줄 친척도 많지 않다. 팍팍한 이민생활에 의료보험도 없이 별일 아닐 것이라 생각하며 내 자신을 돌보지 못해 생긴 일들이 대부분이라 더욱 안타까울 따름이다.

한국말로 수다다운 수다를 떨 기회가 많지 않은 내게 거의 매일 사소한 일상으로 대화를 나누면서 웃기도 하고 가끔 사적인 일까지 풀어내며 속을 내보이는 친구가 있다. 아줌마 속병은 아줌마가 만병통치약인 것이다. 매일 출근해 아침회의가 끝나고 환자들이 지내는 방으로 올라가면 반가운 얼굴로 내 속앓이를 받아줄 준비를 하고 있는 선희 씨. 선희 씨와의 수다는 나에게도 소중한 일상이 되어 세상 사는 일로 머리가 터져버리기 일보 직전이면 선희 씨의 방이 내 도피처가 되었다. 그 방의 구석에는 내가 앉을 의자도 내가 덮는 조그마한 담요도 있다. 선희 씨가 귀찮으리만치 이 방을 들락거린 지 3년이 넘었으니 그야말로 우리 집 숟가락이 몇 개인지도 알 정도가 되었다.

이런 선희 씨는 3년 전 쉰을 갓 넘긴 나이에 중풍으로 쓰러졌다. 그리고 조금의 회복도 기대하기 어려울 정도로 심한 후유증으로 인해 생사의 고비를 넘나드는 순간들을 지나게 되었다. 중풍의 원인은 당뇨로 인한 뇌졸중 때문이었다. 당신이 당뇨가 있다는 것은 알고 있었지만 당뇨가 가져올 수 있는 결과에 대해서는 너무 무지했다고 한다. 정상적인 생활이 어려울 정도의 자각증상이 없었으니 치료가 필요한 질환이라는 생각조차 하지 못했던 것이다.

먹는 것이 취미였고 특히 밥을 좋아해서 일이 끝난 저녁에는 어김없이 푸짐한 흰밥에 잘 차려진 밥상을 앞에 두고 배부르게 먹는 것이 삶의 큰 즐거움이었다고 한다. 힘든 이민생활의 스트레스를 거나하게 차려진 밥상으로 달랬던 것이다. 혼자 쓰고 넘칠 만큼의 돈을 벌었고 활달한 성격에 친구들과 여행도 하고 맛집도 다니면서 큰 걱정 없이 지냈다. 우연히 당신에게 당뇨가 있다는 것을 알게 되었지만 이것이 그렇게 심각한 병이라는 생각을 하지 못했다. 자주 목이 마르고 화장실 사용이 잦은 것뿐이라 대수롭지 않게 여기며 지냈던 것이다.

가끔 그때 이야기를 할 때마다 어쩌면 그렇게도 당뇨의 위험성을 전혀 알지 못했는지 본인의 무지를 한탄할 뿐이다. 친한 교회 친구들이 있었지만 본인이 심각하게 느끼지 않으니 의논을 해본 적도 없다고 했다. 몇 년 동안 무절제한 식사는 계속되었고 그러면서 당신의 몸이 자신도 모르게 망가지고 있었다.

쓰러지고 난 후 몇 달 동안은 눈만 움직일 수 있을 정도로 심한 마비가 있었고 감염까지 겹쳐 힘든 시간을 보냈다. 처음 이곳에 왔을 때 찍은 얼굴 사진만 봐도 얼마나 큰 고통이 있었는지 짐작할 수가 있다.

처음에 비하면 지금의 상태는 작은 기적이다. 몸의 반이 마비된 상태지만 지금은 휠체어를 이용해 이동이 가능하고 한 손으로 벽에 설치된 의지대를 잡고 일어설 수 있기 때문에 목욕을 제외한 일상의 것들을 스스로 할 수 있을 정도까지 회복된 것이다. 게다가 입도 떼기 힘들었던 사람이 조금은 어눌한 발음이지만 나와 수다 삼매경에 빠질 정도가 되었다. 이렇게 되기까지 3년의 시간 동안 선희 씨는 무수한 고통들을 무던히도 이겨냈다.

교회 친구들이 자주 방문하여 힘을 주었고 남자친구도 부지런히 찾아와서 불편한 것들을 보살펴주었다. 침대에 누워 눈만 껌벅이며 평생을 보내게 될 줄 알았는데 조금씩 몸의 기능이 회복되는 기쁨으로 몇 년을 보냈다. 젊고 활달한 성격이었고 다행히 인지능력에는 문제가 없어 완전 회복에 대한 희망도 품게 되었다.

하지만 중풍은 의지로만 치료되는 것이 아니다. 오히려 회복되었어도 자기관리가 조금만 느슨해지면 몸이 다시 굳어지는 것이 보통이다. 선희 씨도 시간이 지나면서 완전 회복이 어려운 일임을 온몸으로 배워가고 있다. 지금처럼 회복된 것도 쉬운 일이 아니며 이것마저도 지금까지 쏟아부었던 노력을 끊임없이 계속해야 지켜낼 수 있음을 스스로 알게 된 것이다. 그리고 지금 요양원을 나간다 하더라도 요양원 안에서는 스스로 할 수 있었던 일상들이 편의시설이 전혀 갖춰지지 않은 요양원 밖에서는 가능하지 않다는 것도 알았다. 요양원을 떠나 예전처럼 일을 하고 식사도 챙기고 청소도 하는 그런 삶을 다시는 갖기 힘들다는 것을 선희 씨는 알고 있다.

또 다른 문제는 주위에 선희 씨의 자립을 도와줄 수 있는 친인척이 전혀 없다는 것이다. 아무리 친하다 한들 주위의 친구들이 몸이 불편한 사람을 평생 돌봐줄 수는 없는 일이고 선희 씨 본인도 바라지 않는 일이다. 한국에는 부모님도 계시고 친인척도 많이 있지만 몸이 불편해진 상황을 알리고 싶지 않아서 본인이 연락을 하지 않고 있다. 전화통화조차도 어눌한 말투 때문에 병중임이 쉽게 알려질까 염려되어 못 하고 있다. 무소식이 희소식이라 여기고 사시길 바라면서 말이다. 내가 가끔 한국에 나가기 전에 궁금하면 조용히 부모님 소식을 알아봐 줄 수 있다고 해도 원하지 않았다. 나도 아는 사람 하나 없는 미국에 혼자 왔으니 선희 씨도 혼자서 뉴욕까지 날아와 살게 된 사연이 나름 있었으리라. 그렇게 3년의 시간이 흘렀다.

원래가 아주 밝았던 성격이라 깊은 우울증상은 없지만 가끔 대화 도중 절망도 하고 체념할 때도 물론 있다. 하지만 언뜻 지나

치는 생각 정도로 떨쳐버리려고 노력하고 있다. 아프기 전에는 다니던 교회의 교우들과 친하게 지냈고 이곳에 머물기 시작한 후에도 일요일마다 교회에 나가 예배도 보고 점심도 먹고 오곤 했다. 하지만 지금은 교회에 나가는 횟수도 줄고 교우들의 방문횟수도 줄었다.

3년이란 세월은 많은 것을 바꾸기에 충분한 시간이다. 달라진 서로의 생활환경에서 잠깐의 만남 중에 나눌 수 있는 대화도 점점 빈약해지는 법이고 몸이 불편한 사람들이 들을 수 있는 이야기는 뻔하기 때문이다. 누워있지 말고 운동해라, 성경책을 읽어라, 더 많은 노력이 필요하다 등등. 안타까운 마음에 권하는 이야기들이지만 평범하게 할 수 있는 농담이나 수다들은 사라지고 환자로서만 대하게 되는 것이다. 지금의 회복을 이뤄낸 것도 죽을 만큼의 고통을 참으며 의지의 한계를 쏟아부은 결과인데, 사람들은 중풍환자들이 정상인만큼 회복하지 못하는 이유가 충분치 않은 노력 때문이라고 생각하는 경향이 있다. 좀 더 열심히 운동한다면 충분히 그 전으로 되돌아갈 수 있을 것으로 생각한다.

부모님이 쓰러진 경우에도 자식들은 부모님이 재활의 의지를 활활 불태우길 바란다. 환자들의 경우 판단력은 정상이라 할지라도 대부분 우울증상이 있거나 인지능력이 떨어진 경우가 많은데, 하물며 연세 많은 어르신들에게 끊임없는 의지를 바라는 것은 무리가 있다.

나도 처음엔 선희 씨가 비슷한 나이의 젊은 환자라 많이 조심스러웠다. 나 또한 선희 씨의 젊은 나이 때문에 앞으로의 미래를 위해 이렇게 저렇게 해야 하지 않는가, 아니면 당뇨수치가 많이 높으니 음식을 조절하는 것이 좋겠다며 어쭙잖은 조언자 역할을 자청했었다. 또 선희 씨가 세상과 넓게 소통할 수 있기를 바라는 마음에서 컴퓨터 사용법을 가르쳐주기도 하고 책을 권하기도 했다. 선희 씨도 노력은 했지만 아프기 전 본인이 가졌던 취미생활과 거리가 있는 것들을 새로 배우기에는 힘이 들었다. 그러다 보니 나의 권유들이 선희 씨에게는 또 다른 짐이 되겠다는 생각이 들었다. 병의 후유증으로 환자가 정신적·육체적 변화를 겪게 되었다면 옆 사람이 먼저 그 변화를 인정해야 한다. 더불어 환자가 충분히 받아들이고 수용할 수 있는 것에 눈높이를 맞춰야 하는데, 내 생각과 판단에만 맞춘 시도였다는 것을 시간이 지난 후에 알게 되었다.

그래서 나는 선희 씨에게 도움되는 사람이 되는 것을 포기했다. 그랬더니 우리는 비슷한 구석이 참 많고 쉽게 이야기할 수 있는 그냥 그런 친구가 되었다. 동년배이고 둘 다 한국에서 자랐기 때문에 비슷한 학창시절의 추억도 있었고, 추억의 먹거리, 연애 이야기 등으로 수다 삼매경에 빠지기도 했다.

3년이 넘는 시간 동안 선희 씨의 입맛은 나의 손맛에도 익숙해졌다. 그저 그렇게 담근 김치도 우거지찌개도 선희 씨는 아주 좋아한다. 너무 맛있어서 한번은 우거지찌개를 먹고는 눈물을 흘렸다고 했다. 맛있어서 울었겠는가 그런 음식을 먹던 그때가 그리워서 울었겠지. 가끔은 점심으로 짜장면이나 볶음밥을 함께 먹기도 한다.

선희 씨는 젊은 환자들이 쉽게 빠질 수 있는 우울증을 천성의 긍정적인 마인드로 잘 다독이고 있다. 항상 자기보다 서른 살이나 많은 아픈 어르신들과 함께 식당에서 식사를 하고 느린 말투지만 노환으로 어수선한 환자들을 위해 열심히 통역도 해주고 있다. 그러면서 화장실을 혼자서 사용하는 것도 감사하고 개인 방이 생긴 것도 감사하고 수다를 떨 수 있는 친구가 있는 것에도 감사하며 잘 지내고 있다.

주 선생님은 중풍으로 반신이 마비되어 요양원에서 지내게 된 지 3년이 지나가고 있다. 중풍이 오기 전에 당신이 혈압이 높다는 것은 알고 있었지만 오랫동안 감기 한번 걸린 적이 없을 정도로 건강에 자신하고 있었다고 한다. 그 자신감에 혈압약은 전혀 복용하지 않았고 결국 중풍으로 쓰러진 것이다. 처음에는 중풍으로 인한 반신마비가 있었지만 고령이 아닌 데다 증세도 심각하지 않아 물리치료만 끝나면 집으로 바로 퇴원할 것으로 예상했고 본인도 그렇게 생각하고 있었다. 그래서 몇 달이 지나지 않아 지팡이를 이용해 걷는 것도 많이 편해졌다. 이동은 휠체어를 이용해야 하지만 아파트 안에서의 생활이라면 충분히 가능했다. 인지능력에도 아무런 문제가 없었고 말을 할 때도 발음이 정확하지는 않았지만 의사소통은 가능했다.

주 선생님이 퇴원하지 않고 요양원에서 생활한 지 1년이 되고 2년이 지나면서 집으로 가지 않는 연유에 대해 다들 의아해하긴 했지만, 정작 당신은 별다른 감정 표현 없이 조용히 잘 적응하고 있었다. 이곳에서는 젊은 환자들이 집으로 돌아가지 않고 장기요양을 하는 경우가 부쩍 많아져서 새삼스러운 일이 아니기도 했다. 3년이 지난 지금은 어느 누구도 주 선생님이 집으로 돌아갈 것이라고 생각하지 않게 되었다.

한국인 남자 환자들은 요양원에서 지내는 것을 죽기보다 싫어한다. 당연히 최소한의 도움만으로도 운신이 가능하면 방문간호서비스를 받으며 집에서 지내는 것이 좋지만, 토털케어가 필요한 사람들까지도 요양원에서 지내는 것을 싫어한다. 이런 보편적인 한국인 환자들과는 다르게 주 선생님은 레크리에이션 프로그램까지 참여하며 잘 지내고 있다. 선희 씨의 경우는 아침운동 시간에만 참여하지만 주 선생님은 저녁마다 빙고게임을 하러 가기도 하고 영화도 보고 파티에도 참석한다. 특히 요양원 밖으로 나가는 프로그램은 다 좋아한다. 공원으로 나가는 소풍도 좋아하고 햄버거를 먹으러 가는 것도 좋아한다.

처음부터 이런 프로그램에 참여했던 것은 아니다. 거의 1년 정도는 프로그램에 전혀 관심이 없었다. 나이 차이가 많이 나는 어르신들과 어울려 게임을 하고 파티를 즐기는 것이 선뜻 마음 가는 일은 아닐 것이다. 거부감을 느끼지 않도록 시간을 가지고 한번씩 참여를 권유했고 마지못해 한두 번 가던 것이 시작이었다. 지금은 밤마다 10층으로 게임을 하러 가거나 영화를 보러 올라가곤 한다. 오히려 미국인 젊은 환자들보다 더 열심히 참여한다. 처음 요양원 밖으로 나들이를 나갈 때도 별 기대없이 나갔었다. 그때는 공원에서 뉴욕 필하모니 오케스트라의 연주를 보는 날이었다. 요양원에서 온 사람들에게는 항상 맨 앞줄의 좌석이 제공되니, 공연이 한눈에 들어오는 가까운 좌석에 앉아 콘서트를 관람하고는 감명을 받았다. 그 후로는 어떤 나들이든 기쁜 마음으로 참여했다. 건강할 때는 일에 치여 시간을 내기가 힘들었지만 오히려 요양원에서 지내면서 여러 가지 취미생활을 할 기회가 생겼다고 한다.

처음 요양원에 들어왔을 때는 금방 집으로 돌아갈 것이라 생각했었지만, 새로 태어난 손주를 돌보는 것만으로도 힘든 며느리에게 부담을 주기 싫어 기약 없이 요양원에 계속 있기로 결정했다고 한다. 물론 모든 것은 당신 스스로 내린 결정이었다. 요양원에서는 한 번도 불평의 목소리를 내지도 않고 남에게 피해를 주는 행동도 하지 않는 조용한 환자다. 그런 성격이라면 당신 아들에게는 더욱더 부담이 되고 싶지 않았으리라 짐작이 갔다. 당신이 깊이 생각하여 스스로 내린 판단이라도 젊은 나이에 답답하기도 할 텐데, 나이가 훨씬 많은 다른 환자들과도 살갑게 대화를 나누는 편이고 룸메이트가 계속 바뀌면서 여러 불편한 점이 있어도 잘 참아냈다. 그래도 우울한 증상이 심하다 싶으면 당신이 먼저 정신과 상담을 받고 싶다고 적극적으로 이야기할 때도 있다. 주 선생님이 언제까지 요양원에 머물게 될지는 모르지만 주어진 주위환경을 적극적으로 받아들이고 그 속에서 소소한 즐거움을 찾아내는 지혜로움이 있는 환자로 기억될 것 같다.

할머니 삼총사

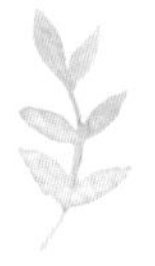

이곳 요양원에는 미국인 환자들 틈에서 활기찬 생활을 하는 세 사람의 한국인 할머니가 있다. 요양원에 들어온 시기는 각각 달랐지만 이 세 사람은 성격도 취향도 비슷하다. 세 사람 모두 휠체어를 쓰지 않고 워커만 사용해도 걷는데 불편함이 없고 인지능력도 비교적 좋은 편이다. 아흔이 넘은 어르신들이니 허리도 아프고 무릎도 아프고 귀도 잘 들리지 않지만 소소한 일상들을 스스로 하는 것에는 문제가 없다. 요양원 내에서의 생활에 불편함이 없는 것이지 각자의 집에서 생활한다면 혼자서는 외출을 하기도 또 끼니때마다 식사와 약을 챙기는 것도 힘들 만큼 노환의 증상들을 갖고 있는 것이다. 성격도 급하고 귀도 잘 들리지 않는 세 할머니가 함께 이야기를 나눌 때에는 요양원이 시끌시끌하다.

세 할머니 모두 아주 젊었을 때 미국으로 건너왔고 그 시대 다른 사람들에 비해 교육도 많이 받았다고 한다. 영어로도 큰 불편 없이 의사소통이 가능했다. 미국에 산 지 오래되어 많은 부분에서 미국화되었다 하더라도 요양원에서의 삶은 피하고 싶어 했다. 당신들이 직접 가꾸던 정원과 맑은 공기를 포기하기가 쉽지 않았다. 모두 곧 집으로 돌아갈 것이라고 꼭 갈 거라고 했다. 하지만 지금은 집에 대한 그리움은 있으나 요양원의 생활에 비교적 만족하고 있다.

이렇게 되기까지 이 세 할머니들에겐 엄마가 요양원에 적응할 수 있도록 매일 찾아와 함께 시간을 보낸 자녀들이 있었다. 그들은 요양원 밖으로 산책도 나가고 식당에도 함께 가면서 엄마의 상실감을 없애기 위해 노력했다. 자녀들은 몇 년이 지나도 매일 엄마를 찾아와 식사를 챙기기도 하고 한 사람씩 돌아가며 엄마와 점심식사를 하고는 했다. 매일 올 수는 없지만 주말에는 요양원 밖 교외로 외출을 함께하는 자녀도 있다. 새로운 집으로 이사한 엄마를 예전처럼 한결같이 찾아와 부모님의 마음을 살펴준 자녀들 때문에 새로운 환경에 적응할 수 있었던 것이다.

모두 상당히 활동적인지라 새로운 사람들을 만나고 대화하는 것에 즐거움을 갖는 것도 요양원 적응에 큰 힘이 되었다. 아프기 시작하면서 집 밖으로의 외출은 적어질 수밖에 없고 같이 사는 자녀들도 낮에 홀로 지내는 부모님 걱정에 일이 손에 잡히질 않으니 서로 힘든 시간을 보내고 있었다. 사람 만나는 것을 좋아해도 나갈 수 없으니 요양원에서 지낼 때보다 사람 구경하기가 더 힘들었다고 한다. 대중교통을 이용해 곧잘 다니던 교회의 노인 프로그램에 참여하는 것도 자녀가 운전을 해주어야 가능했다. 답답한 마음에 동네라도 한 바퀴 돌라치면 전엔 잘 다니던 길이 갑자기 낯설어 무서워질 때도 있고 돌부리는 왜 그리 많아졌는지 잘못하면 넘어지니 동네 산책 한번 하는 것도 일이 되어버렸다. 세 할머니 모두 요양원에 온 이유도 집에서 넘어지거나 산책 중에 넘어져서 병원 응급실에 갔다가 물리치료를 위해 방문한 것이었다. 물리치료가 끝나면 곧 집에 갈 거라고 했지만 저녁마다 많은 사람들과 함께 앉아 빙고게임을 하는 것이 꽤나 재미있었던 모양이다. 저녁 때가 아니라도 심심한 오후에 식당으로 나가면 여러 가지 프로그램들을 할 수 있으니 좋았던 것이다. 그동안 건강이 나빠져 세 할머니 모두 갇힌 듯 생활했는데 층마다 간호사와 간호보조사들이 근무하고 있으니 날아다니듯 걸어도 안심이 되었고 다른 층에 마실을 갔다가 워커를 두고 와도 탈 날 일이 없었다.

처음에는 여기저기 냄새도 나는 듯하고 아픈 노인들이 당신들을 더 우울하게 만든다고 여겼다. 유난히 휴지를 자주 찾고 당신이 손을 대야 하는 식당 테이블이나 워커의 손잡이를 휴지로 계속 닦으면서 다른 세상에 온 듯 행동하던 할머니들이었다. 이런 행동은 이 사람들의 편협한 생각에서 비롯된 것이 아니다. 요양원을 방문하는 많은 사람들이 그렇게 행동하는 경우가 부지기수다. 요양원에서 지내는 사람들을 보호해야 하는 환자들이 아니라 격리되어야 하는 사람들로 여기고 무의식적으로 행동하는 것이다. 이렇게 요양원이 맥없는 노인네들이 모여 죽기만을 바라며 사는 곳이라 생각했던 것과는 달리, 휠체어에 앉았지만 예쁘게 꾸미고 앉아 책을 보는 미국인 어르신도 있고 몸은 많이 좋지 않지만 당신들보다 더 맑은 정신으로 게임에 참여하는 사람들도 있었다. 물론 하루 종일 중얼거리거나 소리를 지르는 환자도 있고 이유 없이 거칠게 행동하는 사람도 있지만 시간이 이러한 부분들을 이해하게 만들어주었다. 그러면서 아픈 노인들을 동병상련의 마음으로도 보고 기도해주고 염려도 해주었다. 당신들은 요양원에 있는 다른 환자들보다 덜 아프고 운신도 자유로운 것에 감사하게 된 것이다.

사회성이 강한 어르신들이라 자신들의 노환과 새로 맞이한 불편한 환경에만 마음을 쓰는 대신 다른 사람들이 더 눈에 들어온 듯하다. 부족한 영어지만 의사소통이 안 되는 한국인 환자 대신 말도 전해주고 자녀들이 넘치게 가져다주는 한국음식과 간식도 함께 나눠먹으니 맛도 더 좋았다. 그렇게 몇 달이 흐르고 몇 년이 흐르면서 정원에서 키우던 야채와 강아지가 그립긴 하지만 집으로 돌아간다는 말씀은 어느 할머니도 하지 않았다. 대신 요양원에서 당신들이 좋아하는 것들을 조금씩 찾아내고 있다.

유난히 꽃 화분을 좋아하는 할머니의 방은 화분과 꽃이 가득했다. 그것도 부족해 위층의 조그만 회의실은 햇볕이 잘 든다는 이유로 할머니의 정원으로 바뀌었다. 요양원 여기저기에서 주워다 놓은 화분들이 할머니 덕분에 여기에서 생명을 이어가고 있다. 화분들이 궁금하고, 다른 층에 있는 친한 할머니들이 궁금해 하루에도 몇 번씩 수시로 엘리베이터를 오르는 허리가 거의 90도로 휜 이 할머니를 쉽게 만날 수가 있다.

예쁜 옷을 좋아하는 또 다른 할머니는 여전히 예쁜 옷들로 세련된 옷맵시를 자랑한다. 아침에 일어나면서부터 단장을 하는데, 립스틱과 화장품을 제대로 바르고 항상 새 옷같이 깨끗하고 반듯하게 옷을 챙겨 입는다. 요양원의 모든 사람들이 낮에는 평상복을 입지만 잘 때는 뒤쪽으로 여며지는 환자복으로 갈아입는다. 하지만 미세스 진은 그것을 싫어했다. 살구빛 레이스로 장식된 당신의 잠옷을 입고 당신이 좋아하는 핑크색 이불을 덮는다. 예전에 너무나도 좋아했던 빙고게임을 여전히 즐길 수 있는 것을 제일 마음에 들어한다. 이제 요양원에 있어야 할지, 왜 요양원에서 살아야 하는지는 고민하지 않는다. 요즘은 뭔가에 삐친 듯한 친구의 마음을 어떻게 풀어야 할지 그게 제일 큰 고민이다.

아직도 소녀 같은 다른 할머니는 기분전환으로 가끔 피아노를 치라고 권유하는 내게 당신 마음이 허락할 때 피아노를 치겠다고 한다. 아주 가끔 그 마음이 허락할 때 피아노 앞에 앉으면 손가락이 저절로 기억해내듯 아름다운 음악을 연주하는 할머니. 할머니에게는 쉰 살이 넘은 내가 애기로 보이는 건 당연한 일이다. 갱년기를 넘기며 시들시들해지는 듯한 내 모습에서 할머니는 팔팔한 젊음과 금방 까놓은 삶은 계란 같은 피부를 어디서 찾았는지 볼 때마다 감탄한다. 참으로 겸연쩍게도 할머니에게 나는 밝은 햇살도 되었다가 하느님의 축복도 되었다가 한다. 더불어 당신이 보지도 못한 내 남편은 세상 제일의 럭키가이가 되었다.

복도 뒤의 라운지에 앉아 요양원 밖의 풍경을 물끄러미 응시하는 할머니를 보면서 할머니가 나를 통해, 창문을 통해 보는 것은 지나간 시간에 대한 그리움일 것이라는 생각이 들었다. 세계일주를 즐기며 지내던, 바다가 보이는 아름다운 집에 나른히 누워있던 젊은 날의 당신을 나를 통해 보는 듯하다. 까다롭기로 유명한 당신이 요양원에서 살 거라고는 꿈에도 생각하지 못했고, 처음 요양원에 들어왔을 땐 밤마다 혼자 울었다고 한다. 아직도 여기 요양원 사람들을 친구로 사귈 만큼 가까이 생각하고 있지는 않지만 혼자 지냈다면 하지 못했을 것들을 요양원에서 해결해준 것이 많다고 했다. 제시간에 식사와 약을 챙겨주고 가끔 즐길 만한 레크리에이션 프로그램이 있는 것도 맘에 든다고. 그리고 지금은 이런 곳이 있다는 것을 진심으로 고맙게 여긴다.

사건과 사고의 또 다른 시선

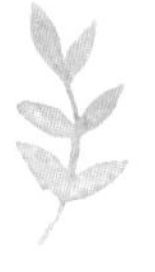

몇 년 전 한국인 할머니가 다리골절상으로 병원에서 수술을 받고 물리치료를 위해 이곳에 왔다. 영어를 다 이해하지는 못했지만 짧은 영어와 함께 손짓 발짓을 동원하여 간단한 의사표시는 충분히 가능했다. 활발한 성격으로 말을 알아듣지 못하는 미국인이든 한국인 환자든 모든 사람들에게 살갑게 대했다. 작은 몸집에 다부진 어르신이었고 잠시의 물리치료만 마치면 집으로 돌아갈 수 있을 만큼 건강한 할머니였다. 문제는 다리의 골절이 나아지기 전까지 간호보조사의 도움 없이는 걸어다니는 것을 자제해야 하는 것이었다. 이동에는 휠체어를 이용해야 하고 화장실에 가고 싶을 때에도 벨을 눌러 도움을 요청해야 했으나 할머니는 간호보조사들의 답답하고 느린 움직임에 어설프더라도 스스로 화장실을 사용하기 시작했다. 늦은 밤에 일하는 미국인 간호보조사에겐 그런 할머니가 너무 위험해보였다.

스태프들의 주의에도 불구하고 할머니의 홀로서기는 그치지 않았다. 이런 할머니가 간호보조사에겐 심한 치매환자로 보였고, 혹시 할머니가 넘어지기라도 하면 자기가 성가시게 될까봐 할머니를 침대난간에 묶었던 것이다. 할머니는 무섭기도 하고 이 일을 영어로 자세히 설명할 수도 없어 조용히 있다가, 다음날 점심이 지난 후 나에게 살짝 다가와 손목과 발목에 생긴 멍 자국을 보여주며 사건의 전말을 이야기했다. 물론 상사에게 바로 보고하였고 그 간호보조사는 형사구속을 위한 조사를 받기 시작했다. 나 또한 증인의 한 사람으로 생전 처음 검사의 조사를 받아야 했다.

손발을 묶는 일까지는 아니더라도 간호보조사가 환자의 머리를 쥐고 흔드는 일도 있었다. 잦은 호출에 화가 나서 저지른 일이었다. 내가 목격한 일은 아니었지만 한국인 환자들을 통역하는 입장에서 정부 감사팀과 인터뷰를 해야 했다. 이런 정도의 사건까지는 아니더라도 간호보조사들의 태만과 불성실한 태도의 시정을 요구하는 일은 자주 일어난다. 환자 대부분이 인지능력이 낮거나 의사소통이 원활하지 못하니 본인들에게 일어난 일을 표현할 수 없기에, 이를 악용하는 사람들이 있기 마련이다. 때문에 요양원에서 이런 일이 있을 때는 진실의 유무를 떠나 먼저 당국에 신고하는 것이 의무다. 본인의 일이 아니라도 불미스러운 일을 목격한 적이 있는지를 모든 환자들에게 물어보는 설문조사도 3개월에 한 번씩 진행하고 있다. 아무리 잘 조직된 시설과 감시체계로 운영되고, 끊임없는 재교육으로 스태프들을 단련시킨다 하더라도 사람이 하는 일에는 어느 곳에서나 많은 문제가 발생하기 마련이다. 요양원이 아니라도 피해자가 스스로를 지키지 못하는 상태인 경우에는 인권이 유린당하는 경우도 종종 있다. 때문에 이런 문제가 발생했을 때 수습을 위한 처리방식의 투명성과 철저함이 더욱 중요한지도 모르겠다.

이런 의도적인 사건 외에도 요양원은 여러 가지 사고들이 일어나기 쉬운 곳이다. 일대일로 24시간 환자들을 따라다닐 수 없을 뿐만 아니라 인지능력이 낮은 환자들은 항상 사고의 위험을 안고 있다. 아마 이런 일은 환자들이 집에 있다 하더라도 일어날 수밖에 없는 불가항력적인 일들이라 생각한다. 가장 많이 일어나는 사고는 넘어지는 일이다. 낮에는 이런 위험을 안고 있는 환자들이 식당에 있고 스태프들이 시간을 정해 항상 함께 있지만 환자들이 방으로 돌아간 밤에는 스태프들이 방마다 함께할 수 없으니 더 많이 넘어진다. 그렇기 때문에 자주 넘어지는 환자들의 침대 옆 바닥에는 매트리스를 깔아 골절을 최대한 막아보려 하고 있으며, 도움 요청을 위한 벨 사용을 교육하고는 있지만 이를 기억하는 환자들은 많지 않다.

요양원에서 많이 신경 쓰는 것 중 하나는 치매가 심하지만 운동능력에 문제가 없는 환자들이 가끔 요양원을 나가 집으로 가려고 하는 것이다. 집을 찾아갈 능력이 없는 이런 환자들에게 있어 집에 가고 싶은 열망은 위험한 결말을 가져오기도 한다. 다른 요양원에서 발생한 일이지만 몇 달이 지나도록 요양원을 나간 환자를 찾지 못하거나 주검으로 발견되는 일이 발생했었다. 물론 이런 요양원은 어떤 이유에서건 형사적 책임을 면할 수 없다. 그렇다고 요양원을 감옥처럼 폐쇄할 수는 없고 미국의 법으로는 이런 방식을 허용하지 않고 있다.

이런 사고를 막기 위해 내가 일하는 요양원에서는 알람 팔찌를 사용하고 있다. 이 팔찌가 엘리베이터에 근접하게 되면 알람이 울리며 엘리베이터의 문이 닫히지 않고 정지하게 된다. 요양원 출입구의 문도 마찬가지로 열리지 않게 된다. 의사의 진단과 승인이 있은 후에만 환자에게 사용할 수 있도록 되어 있다. 알람까지 사용해야 하는 것이 안타깝긴 하지만 위험으로부터 환자를 보호하기 위한 어쩔 수 없는 선택이다. 알람을 사용하기 전에는 이 요양원에서도 환자가 요양원 밖으로 나가는 일이 몇 번이나 있었다. 어설픈 행동을 이상하게 여긴 행인이 손목 팔찌에 적힌 이름과 요양원의 표시를 보고 알려와 환자를 금방 찾기도 했고, 또 한 분은 멀지 않은 집을 찾아가 놀란 가족들이 연락해 무사히 돌아오기도 했다.

요양원에서 쉽게 발생할 수 있는 또 다른 사고는 음식으로 인해 기도가 막히는 일이다. 튜브를 통해 영양을 공급받아야 하는 환자가 있지만 이런 환자들이 격리되어 생활하는 것은 아니기 때문에 발생하는 일이다. 이들은 입으로 음식을 먹을 수는 없지만 음식에 대한 열망은 그대로 갖고 있는 환자들이다. 스태프들이 한눈파는 사이 주위에 보이는 음식물을 입에 넣거나 다른 환자들이 주는 것을 받아먹는 경우도 있다. 음식 나누기를 미덕으로 알고 있는 환자들의 배려로 위급한 상황이 발생하는 것이다. 스태프들이 방심하지 않고 계속 살펴보는 것밖에는 방법이 없다. 이런 사고에 대비해 음식을 목에서 빼내는 기계를 식당에 두고 매일 작동이 잘 되는지 검사하여 유사시 활용할 수 있도록 하고 있다.

위험으로부터 아무런 대처능력이 없는 환자들이 지내는 곳이 요양원이기에, 요양원 운영에 있어서 가장 기본적인 문제는 안전이다. 요양원은 위험시에 전혀 자신을 보호할 능력이 없는 환자들을 여러 위험으로부터 보살피기 위한 특수한 곳임을 감안해, 보다 철저한 준비로 환자들의 생명을 보호해야 할 큰 의무가 있다.

얼마 전 한국 뉴스를 통해 요양원에서 불이나 21명의 환자가 사망하는 사고 소식을 접했다. 불은 금방 꺼졌지만 스스로는 대

피할 수 없는 상태의 환자들이라 연기에 질식해 사망했다는 것이었다. 뉴스에서는 어떻게 이렇게 쉽게 많은 환자들이 사망할 수 있는지에 주목하며 비합리적인 요양원 운영이 있었는지에 대한 조사가 시작되는 듯 보도되었지만, 얼마 지나지 않아 세월호 사건이 터지면서 사람들의 기억 속에서 조용히 사라졌다. 그리 큰불이 아니었음에도 불구하고 스무 명이 넘는 환자들이 사망했는데 너무 쉽게 잊혀진 것 같아 안타까웠다. 사건이 모두 운영체제와 감시기능 미숙으로 일어난 인재이기에 가슴 아프고, 요양원 화재사건이 더 큰 인재로 인해 잊혀진 것 같아 더욱 가슴 아팠다.

집으로

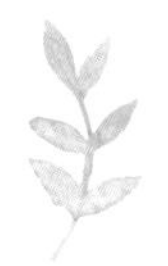

요양원의 모든 환자들에게는 공통된 아픔이 있다. 중증의 노환에 버금가는 이 크나큰 아픔은 내 집에서 더 이상 살 수 없다는 것이다. 인종과 병의 경중을 막론하고 본인의 상황을 충분히 인지할 수 있는 환자나 인지능력이 떨어지는 환자들도 당신의 집에서 살지 못하게 된 것이 큰 상처가 되어 가슴에 남는다.

나이가 들수록 내 집처럼 편한 곳이 없다. 가족과 언제까지나 함께 살 수 있다면 제일 좋을 것이고 배우자를 잃고 난 후 가끔 자녀들만 볼 수 있다면 혼자서 사는 것도 나쁘진 않다. 그리고 이 집에서 생의 마지막까지 살고 싶은 것이 소원이 된다. 북적이던 자녀들은 떠났지만, 이젠 온전히 나만의 세계로만 가득 채워진 이곳을 잃어버린 상처는 분노와 절망감이 되어 사람을 죽게도 하고 더 깊은 병에 밀어 넣기도 한다. 집도 없이 거리를 떠돌다 치매가 많이 진행되어 이곳에 들어온 환자도 휠체어에 드러누워 집에 가야 한다고 몸부림친다. 집이 어디냐고 물어보면 나도 집이 있고 그 집에는 엄마와 아버지 그리고 형제들이 함께 살고 있다며 빨리 집으로 돌아가야 한다고 애절하게 말한다.

병이 중하여 집에 머물기가 힘들다는 것을 정확히 인지하는 환자들은 체념으로 아픔을 다독이지만, 아직은 충분히 집에서 생활할 수 있다고 믿는 환자들과 인지능력에 문제가 있는 환자들에게 있어 집으로 돌아가고자 하는 열망은 여러 가지 방법으로 표현된다. 버스요금을 만들기 위해 빙고게임에서 딴 동전을 차곡차곡 모아놓은 할아버지가 정말 그 돈으로 버스를 타고 집으로 가는 일도 있었다. 치매가 조금 진행되었을 뿐 인자한 얼굴과 깔끔한 입성에 화장까지 하고 하루를 보내는 줄리 할머니도 방문객이 북적이는 틈을 타 요양원 밖으로 나갔다. 걸음걸이가 조금 느릴 뿐 걷는 것에 아무런 도움이 필요치 않았던 할머니는 끝내 집을 찾지 못하고 당신이 자주 가던 집 근처의 작은 가게 앞에 우두커니 앉아 있었다고 했다. 과거 인권침해 등의 이유로 사용할 수 없던 알람 장치를 사용하는 지금은 이런 외출이 실패로 끝나는 경우가 대부분이지만 어두운 정신에도 집으로 가기 위해 위험한 외출을 시도하는 환자들은 항상 있다. 치매라는 병 때문이 아니라 집을 그리워하는 아픔 때문이다. 우는 아기가 아기라서 우는 것이 아니라 배고파 우는 것처럼 말이다.

어두운 기억 때문에 주저 없이 표현되는 집을 향한 그리움과는 달리 차마 표현하지도 못하고 깊은 상처를 감추느라 애를 쓰는 환자도 있다. 요양원에서는 부러운 것이 두 가지 있는데, 하나는 밤새 별일 없이 조용히 돌아가시는 분들이고, 다른 하나는 집으로 돌아가시는 분들이라고 말했던 할머니도 요양원에 머물던 몇 년 동안 집을 많이 그리워했다. 당신의 집은 요양원에서 체 몇 분도 안 걸리는 곳에 있었지만 당신에게는 이제 너무나 먼 곳이 되어버렸다. 조금 느리게 걷는 것 외에는 건강상의 큰 문제가 없어보이는 할머니는 프로그램에 한번씩 참여도 하고 다른 환자들과도 잘 지내는 듯 보였지만 돌아가실 때까지 조용히 아파했다. 소리 질러 이야기해도 풀리지 않을 당신의 아픔이 혹시 자식을 욕되게 할까 싶어 차마 쉽게 이야기하지도 못하고 눈물을 흘리며 먼저 간 할아버지를 야속해했다. 조금만 더 나으면 집에 갈 수 있다는 가족들의 말이 일어나지 않을 일이라는 것을 알게 된 후에도 곧 집으로 돌아갈 거라는 말을 자랑처럼 했다. 그리고 돌아가시기 전 음식을 앞에두고도 꼭 다문 입을 벌리지 않은 것은 집을 떠난 아픔 때문이었으리라 나는 생각했다.

이렇게 환자들의 아픔은 어떤 방식으로든 표현된다. 이런 아픔을 조금이라도 치유할 수 있는 가장 좋은 방법은 가족들의 사랑이다. 처음 요양원에 들어온 환자가 잘 적응할 수 있도록 자주 방문해 보여주는 사랑은 환자들의 요양원 생활을 좌우한다. 낯설었던 요양원이 살아보니 몸이 불편한 당신에게는 안성맞춤의 장소가 되고 오랜만에 하룻밤을 보낸 내 집이 오히려 불편하게 느껴진다. 한번도 본 적 없는 사람들이 내 몸을 만지는 것이 너무나도 싫었지만, 따뜻하긴 해도 미안함만 가득하게 했던 식구들의 손길보다는 부담 없어 좋다. 여기저기 아픈 노인들이 마음을 더 무겁게 하지만 동병상련의 마음으로 가끔 이야기도 통하는 듯하다.

요양원이 조금씩 익숙해지고는 있지만 집이 그리운 것은 여전하다. 요양원 스태프들이 아무리 노력해도 쉽게 열리지 않는 환자들의 마음은 가족들의 위로와 사랑만이 요양원을 통해 얻을 수 있는 이 모든 것이 선물이 될 수 있게 해준다. 마음에 들지는 않아도 고마운 선물이 되어 적어도 노환의 고통 위에 아픈 상처를 더하지는 않는다.

요양원의 환자가 집에서 지내지 못하는 것을 힘들어하는 만큼 당신의 배우자나 부모가 집을 떠나 요양원에 머무르는 것을 절대 용납하지 못하는 경우도 있다. 전문적인 도움이 필요한 환자를 요양원에 머물게 할 수 없다며 집으로 모시고 가는 보호자들 때문에 요양원이 시끌시끌한 적도 있었다. 어떤 할머니는 "왜 내 남편을 내 맘대로 할 수 없느냐…"며 내가 살아있는 한 남편을 집에서 보살피겠다고 했다.

그러나 미국의 경우 의사가 집에서는 안전할 수 없다고 판단하면 보호자 임의로 환자를 데려갈 수 없다. 법적인 제약은 없으나 강한 권고를 하게 되어 있다. 환자를 안전하지 않은 환경에 방치함으로써 발생할 수 있는 사고를 미연에 방지하고, 의료적으로나 삶의 질 차원에서 환자를 보호하기 위함이다. 부모라는 이유만으로 안전하지 않은 환경에 어린 자녀를 방치하는 것을 법으로 막는 것처럼 의사표시를 명확히할 수 없는 개인의 권리를 사회가 지켜주는 것이다.

나는 통역 때문에 할머니에게 요양원 측의 입장을 설명하고 이해시켜야 했지만, 당신이 할 수 있는 한 남편을 위해 도리를 다하고 싶고, 집에서 남편의 마지막을 지켜주고 싶은 할머니의 마음을 충분히 이해할 수 있었다. 문제는 본인도 노환으로 병원 출입이 빈번한 데다 도와줄 자녀도 친인척도 없는 상황이었다. 게다가 할아버지는 움직일 수도 음식을 입으로 먹을 수도 없는 24시간 케어가 필요한 환자였다. 오랜 설득에도 할머니의 의지는 꺾이지 않았고 환자는 집으로 돌아갔다. 치매가 심한 환자나 중풍으로 거동이 어려운 환자를 집에서 돌보다 보면 환자와 가족 모두 불행한 상황으로 내몰리게 되는 일들이 자주 발생한다. 그러니 이 환자가 집으로 돌아가게 된 것이 꼭 잘된 일만은 아닐 것이다.

환자를 집에서 지켜주고 싶어 하는 가족의 마음과 집으로 향하는 환자의 마음이 다르지 않다고 생각한다. 집으로 향하는 환자의 마음은 가족이 보듬어주고, 노환으로 힘든 중증의 환자를 집으로 모시고 싶은 가족의 마음은 사회가 살펴주면 되지 않을까 하는 생각을 해본다.

나의 중증의 노환기를 위한 바람

가만히 있어도 거저 먹는 것이 나이인 듯하지만 나이 드는 것도 쉬운 일은 아니다. 청소년기를 지나며 휘몰아쳐 오는 사춘기의 혼란을 무사히 지나기 위해 정신적·육체적 변화를 공부하고, 당사자뿐 아니라 부모들도 함께 노심초사하며 그 시간을 보내게 된다. 그 다음에는 내 마음보다 훨씬 앞서 내 몸에 다가오는 갱년기를 경고하는 시간이 온다. 이 또한 현명하게 보내기 위해 다양한 상식들로 서둘러 무장한다. 이 갱년기의 끄트머리쯤에서 우리는 앞으로 다가올 노년기를 실감하게 되고, 건강한 노년, 경제적으로 어려움이 없는 노년을 위한 준비에 박차를 가한다. 굳이 말을 보탤 필요도 없을 만큼 다양한 준비를 한다.

노년기에는 당연히 여기저기 아픈 데도 많을 것이고, 펄펄 날 수 없는 시간이 될 것이란 마음의 준비도 하고 있다. 인간의 죽음도 마찬가지로 정해진 일이니 미리 준비해놓은 묘지와 장례 비용이 낭비될 일은 일어나지 않는다. 어느 누구도 피할 수 없는 정해진 순간들임을 알기에 준비에 주저할 일이 없다. 문제는 긴가민가한 중증장애를 갖게 되는 경우다. 갱년기나 노년기처럼 누구나 겪는 노환과 달리 나는 이 시간을 잘하면 피해갈 수 있을 것 같고 또 그런 사람들도 많다. 그래서 희망을 가지고 어떻게 하면 이 시간이 내게 오지 않도록 할 것인가에 초점을 맞춰 애를 써보지만 개인적인 준비로 대처될 수 없는 상황들을 맞게 된다.

옛날에는 중풍이나 치매를 앓게 되면 3년을 넘기기가 힘들었지만, 지금은 한도 없이 산다고 좋은 건지 나쁜 건지 모르겠다고 하시는 할머니도 있었다. 힘들어도 내 스스로 뚫고 나올 수 있었던 사춘기나 갱년기와 달리 중증 노환기의 인생은 다른 사람의 손에 의해 인생이 이어질 수밖에 없다. 갓난아기 때처럼 나를 돌봐줄 부모가 이젠 옆에 없고 사랑하는 아내나 남편이 없기도 쉬울 것이다. 설사 배우자가 있다 하더라도 나이 들어 제 한 몸 건사하기도 힘에 부치는 배우자에게 중병의 환자를 돌보게 하는 것은 너무나도 가혹한 일이다. 하지만 이런 이유로 치매와 중풍에 걸리기 전에 죽는 것이 낫겠다고 한다면 중증의 노환을 앓는 내 부모와 이웃 그리고 미래의 내 자녀도 죽어야 한다는 것과 같다.

10년 동안 요양원에 근무하면서 어느 정도 요양복지정책이 정착된 환경을 경험하였고, 많은 중증의 노인성 질환을 겪는 환자들과 지내며 나도 이들과 다르지 않은 길을 걷고 있음을 실감했다. 그러면서 나는 '미래에 중증의 노환을 겪게 될지도 모르는 나를 위해 무엇을 어떻게 준비할 수 있을까' 하는 질문을 던져보았다. 중증의 노환을 겪는 내게 필요한 것이 무엇인지 명확하게 보인다면 준비라는 작업이 좀 더 쉬워질 것이다.

첫 번째로 당연히 내가 머물 요양원이 필요하다. 우리말로 '요양寮養'이라는 단어를 떠올려보면 공기 좋고 산 좋은 곳에서 심신을 편하게 쉬는 그림이 떠오른다. 공기 좋고 경치까지 좋다면 더 바랄 것이 없겠지만, 난 그런 곳보다는 소방차의 사이렌 소리도 들리고 창문을 통해 바삐 걸어다니는 사람들을 볼 수 있는 곳에 위치한 요양원에서 지냈으면 한다. 내가 자주 지나다니던 낯설지 않은 곳에 있는, 나의 가족들과 조금이라도 가까운 곳에 있는 요양원이면 좋겠다. 그렇다고 바쁜 내 아들들이 매일 나를 보러 오기를 바라는 것은 절대 아니다. 같이 나이 들어가지만 나보다는 건강할 내 남편이 같은 집에서 함께 살며 보살펴주지 못하는 안타까운 마음에 혹시 나를 보러 매일 올 수도 있을 텐데, 그런 내 남편을 위해서도 나는 내가 살던 곳에서 멀리 떨어진 요양원에 살고 싶지는 않다.

드라마에서처럼 요양원에 들어가는 날 차 안에 앉아 지나치는 낯선 풍경을 우울하게 바라보고 싶지도 않다. 치매나 중풍으로 몸이 불편해진 내가 좋은 경치와 맑은 공기 속에 자리한 요양원이 필요하진 않을 것 같다. 병을 치료하기 위해 그런 곳이 필요한 사람들에게 양보할 것이다. 그래서 내가 요양원에 들어가는 날은 먼 곳으로 유배가는 사람 또는 그런 사람을 배웅하는 우울한 가족들의 모양새는 아닐 것이다. 앞으로는 아파트 단지 안에 한 개 정도의 요양원이 함께 있을 수도 있으니, 기억하진 못하더라도 꽤 익숙한 얼굴들을 요양원 안에서 볼 수 있을 것이다.

집 앞에 있는 어린이집에서도 하루가 멀다 하고 일어나는 아동학대 사건으로 사회가 분노하고 있는데, 저 멀리에 있는 요양원은 괜찮겠는가. 사회를 분노케 하는 이런 사건이 발생될 때마다 내 머릿속에는 사회의 관심에서 벗어난 요양원이 떠오른다. 아침저녁으로 정성을 쏟으며 데려다주고 데려오는 부모의 코앞에서도 버젓이 발생하는 학대 사건들이 저 멀리 있는 요양원에서는 제발 일어나지 않기를 바랄 뿐이다. 어린아이들처럼 본인을 스스로 보호할 수도 없을뿐더러 어린아이들보다도 더 의사소통이 되지 않는 사람들이 많을 테니까 말이다. 관심을 두기에는 사회와 가족들에게서 너무 멀리 떨어져 있는 이들이 잘 지내고 있을까? 난 꼭 집 근처의 요양원에서 살고 싶다.

그리고 두 번째로는 식구들 대신 나를 돌봐줄 사람들이 필요할 것이다. 나는 '요양원에서 인간이 누려야 할 기본적인 권리란 즐겁게 먹고 편하게 쌀 수 있는 것'이라고 생각한다. 그리고 이

것이 요양원에서 지키고 싶은 나의 기본적인 삶의 질이다. 이를 위해 요양원 복지에서 가장 중요한 요소를 단 한 가지만 꼽으라면, 나는 서슴없이 '많은 인력'이라고 말하겠다.

내가 요양원에서 지낸다면 병을 치료하기 위해서는 아닐 것이고, 치료할 수 없는 병을 앓고 있으며 모두가 일하러 나간 텅 빈 집에서 혼자서는 화장실을 가기도 힘들고 먹기도 곤란해서일 것이다. 그러니 일단 먹는 것과 볼일을 제때 보는 것이 중요하겠다. 요양원에서의 인간의 권리와 삶의 질을 논하며 치료법적인 레크리에이션 운영 운운했지만 그러한 것들은 그 다음에 내볼 욕심이다.

숟가락질도 제대로 못하고 쉽게 삼키지는 못해도 식사 시간을 기다리는 즐거움을 아직도 갖고 있을 나의 식사를 위해 옆에서 차분히 도와줄 수 있는 사람들이 있으면 좋겠다. 도와주는 사람이 많다면 여러 사람을 한꺼번에 돌보느라, 그냥 던져놓다시피 한 쟁반을 빨리 챙겨가기 위해 먹는 것이 더딘 나를 채근하지는 않을 것이다. 난 수저도 들기 힘들 텐데 말이다. 모진 고통과 죽을 때가 가까운 나이에도 음식이 들어가느냐고 누군가

묻는다면, 이건 나도 어쩔 수 없는 본능인 것을 죽고 싶은 마음이 저 마음속 깊이 자리하고 있어도 누군가 수저로 따뜻한 국물을 떠 입술에 대어준다면 입을 벌리고 행복하게 음식의 맛을 음미하고 싶다.

나이 들면 화장실은 왜 그렇게 자주 가고 싶은지 기저귀를 차고 있어도 화장실에 가서 볼일을 보고 싶은 것이 사람의 마음인지라 누군가가 바쁘니 그냥 기저귀에 싸라고 소리를 지른다면 너무 괴로울 것 같다. 마비가 심해 어쩔 수 없이 기저귀에 일을 봐야 하는 상황이라면 되도록이면 빨리 깨끗한 기저귀로 바꿔주었으면 좋겠다. 나의 이 바람이 절실하게 느껴지지 않는다면 당신이 요양원에서 단 하루만이라도 시간을 보낼 기회를 가졌으면 한다.

내가 중증의 치매를 앓고 있다면 그때야말로 주위에 많은 사람들이 더 필요할 것이다. 다행히 치매에 효과가 있는 약이 많이 발전하고 있으니 약의 도움으로 나를 도와주는 사람들을 많이는 괴롭히지 않기를 바란다. 치매에 걸릴까 걱정은 하지 않으려 한다. 치매에 걸린 후에도 또 그 전이라도 걱정으로 시작되는 우울이 치매에는 독이 될 테니 말이다. 치매나 중증의 마비 그리고 여러 노환으로 운신이 힘든 나를 위한 삶의 질은 도움을 줄 수 있는 여러 사람들의 손으로 이루어질 것이다.

내가 몸을 전혀 움직이지 못할 만큼 심한 마비를 갖게 된다 하더라도, 나를 보살펴주는 사람들이 휠체어에 매일 나를 앉혀준다면 고통스러워도 휠체어에 앉을 것이다. 그렇게 앉아서 밥도 먹고 텔레비전도 보고 나를 방문한 사랑하는 가족들의 얼굴도 볼 것이다. 언제 죽을지 모르는데 천장만 바라보며 살 수는 없는 일이다.

내가 살 요양원이 경치 좋은 곳에 자리 잡고 있지 않아도 되는 것처럼 요양원이 럭셔리한 시설과 큰 공간을 갖추고 있지 않아도 된다. 잘 움직이지도 못하는 내가 그리 넓은 공간이 필요하진 않을 것 같고 오히려 휠체어에 앉은 내가 충분히 소화할 수 있는 자그마하고 문턱이 없는 동선이면 좋겠다.

뻣뻣한 나를 매일 휠체어에 앉히고 다시 침대에 눕히면서도 정성까지 쏟아주려면 정말 많은 손이 필요할 텐데 걱정이다. 시간이 멀다 하고 들락거릴지도 모르는 화장실 수발과 시간이 걸리는 식사를 도와주는 것도 마찬가지다. 나라의 예산을 몽땅 요양원 직원들의 월급에 쏟아부을 수는 없는 일인데 말이다. 그래도 요양원이 북적북적한 동네에 있다면 일할 수 있는 사람들은 많이 있을 테니 고용창출이란 단어를 여기에 써도 되지 않을까 생각한다.

내가 믿는 것은 빠르기로 소문난 한국인의 일솜씨와 번개 같은 눈썰미다. 한 사람이 여러 사람 몫의 일을 척척 해내는 민족이니 미국 요양원의 직원들보다 훨씬 적은 수의 스태프만으로도 문제가 없을 것이다. 많은 인력이 고용되어 있다는 이유만으로 태만하지 않을 것이라는 보장은 없지만, 요양원이 주 거주지에 있으면 방문자도 많을 것이고 가족들의 잦은 방문과 많은 눈들이 신경 쓰여 더 잘하지 않겠는가.

그리고 마지막으로 측은지심이 아닌 사회적 관심이 난 필요하다. 인간의 기본적인 권리를 모르는 사람은 없을 것이다. 특히 내가 요양원에서 지켜졌으면 하는 인간의 권리는 참으로 간단하다. 모든 사람들이 마음을 열고 요양원에서 지내는 경험을 해볼 수 있다면, 나의 중증 노환기를 위한 바람들이 너무도 간단하고 기본적인 것이지만 이루어지기가 쉽지 않은 바람인 것을 금방 깨닫게 되리라 확신한다. 그리고 부연설명도 필요 없을 만큼 이 간단한 바람을 쉽게 이룰 수 있는 방법의 시작은 우리의 관심이라고 생각한다.

요양원을 방문하는 정 많은 한국인들은 요양원의 모든 환자들이 불쌍하다고 한다. 환자들이 부지런히 있는 힘을 다해 열심히 생활하고 나름의 즐거움을 느끼며 지내고 있다고 해도 눈물이 그렁그렁한 눈으로 그래도 불쌍하다고만 한다. 인간으로 태어나 그 뒤안길에서 겪어야 하는 이런 상황들이 안타까운 것만은 사실이다. 내가 만난 요양원의 많은 환자들은 당신들이 처한 상황을 인고의 노력으로 이겨내며, 여기에 요양복지의 혜택을 슬기롭게 이용해 당신들에게 주어진 삶을 포기하지 않았다. 이런 환자들이 난 불쌍하기보다는 존경스럽다.

우리의 힘으로는 어쩔 수 없는 일들에 마냥 불쌍하다며 그저 그런 측은지심에 머물러 있어서는 안 될 일이다. 가슴의 울림은 이성적인 관심으로 이어져야 하고, 이렇게 모아진 사회적 관심은 명확하고 현명한 사회적 실천을 이끌어내야 한다. 그리고 이것이 치매에 걸려 어쩌면 좋냐고 물어보는 우리의 어르신들을 위한 대답이 될 것이다.

부록 1
미국의 요양원 운영체계

부록 2
치료법적인 레크리에이션 프로그램의 역할

부록 3
사망 선택 유언

부록 1

미국의 요양원 운영체계

미국의 요양원에서는 이곳에 머무르는 사람들을 '환자patient'라 하지 않고 '거주자resident'라고 칭하며, 이들은 거주자로서의 권리를 갖는다. 한 달에 한 번씩 거주자 위원회의 회의가 있고 그 회의에서 요양원 측 각 부서의 대표들은 그들의 불편함을 경청하고 시정해야 할 의무가 있다. 또 그 회의 기록은 공식적인 감사 시에 정부에 제출된다. 거주자 회의라고 해서 거창한 안건들을 논의하는 것이 아니라 점심메뉴나 텔레비전 채널의 다양화 그리고 그들이 원하는 레크리에이션 프로그램 등 환자들이 살면서 불편을 느낄 수 있는 일상의 것들이 논의된다. 아주 사소해 보이는 안건들이 다루어지는 듯해도 요양원에 거주하는 사람들이 직접 자신들의 의견을 표현하고, 그것을 요양원 측에서 경청하고 시정해야 할 의무를 갖고 있다는 것은 상당히 큰 의미가 있다.

이외에도 환자의 방에 방문할 때는 노크와 함께 성명을 밝혀야 하며, 모든 환자들이 본인들에게 서비스를 해주는 스태프들의 이름을 알아야 할 권리가 있기에 스태프들은 ID를 항시 목에 걸고 있어야 한다. 요양원의 주인은 그곳에 거주하는 환자들이고 그들의 정신적·육체적 상태가 어떠하든 그들의 인권은 철저히 보장되어야 한다는 기본적인 인권중시의 정신을 보여주는 간단한 예라 할 수 있겠다.

운영에 참여하는 각 부서의 장들은 부서의 특색에 따라 그 분야에서 요구하는 교육과정을 마친 라이선스가 있는 전문가들이어야 하며, 부서의 장으로서 정부가 정해놓은 지침에 따라 각 부서의 스태프들을 교육하고 항시 기간별로 재교육할 의무가 있다.

요양원에서 가장 중요한 부서는 간호부Nursing Department다. 환자들의 모든 일상을 돌보는 일부터 의사의 지시사항을 실행해야 하며, 환자의 여러 변화들을 기록하여 다른 부서에서 환자의 상태를 항시 정확하게 파악하고 대처할 수 있도록 한다. 사실 미국의 모든 주에서는 한 명의 간호보조사가 담당해야 하는 환자의 인원을 법으로 규정하고 있지만, 몇 개의 주에서는 그렇게 하지 않고 있고 그 몇 개의 주에 뉴욕도 포함된다. 때문에 예산 운영 과정에 따라 간호보조사의 인원이 줄어들 때도 있다. 간호사는 의사의 지시사항을 환자에게 적절히 시행하고 또 환자의 상태를 의사에게 보고해야 한다. 간호사의 지휘 아래 간호보조사들은 환자들의 일상적인 생활을 돌보게 되는데, 사실상 환자의 생활과 가장 밀접한 일을 담당하고 있기 때문에 가장 중요하고 더불어 사고도 가장 많이 일어나는 부서이기도 하다.

환자들의 식사를 담당하는 부서는 음식을 만드는 부서와 환자들의 음식 섭취능력과 병력에 따라 음식의 종류나 섭취방식을 지시하는 부서가 있다. 환자들이 대부분 연세가 많은 상태에서 마비가 되었거나 당뇨병을 갖고 있는 경우가 많고, 혈압 등으로 소금과 설탕의 섭취가 제한되거나 치아의 상태에 따라 음식의 크기도 다르기 때문에 환자 개인의 상태에 따라 음식 제공의 방식이 다르게 지시되고 있다. 특히 식도의 기능이 정상적이지 않은 환자들이 많기 때문에, 음식과 물의 섭취방법이 다르게 지시된 환자들과 입으로는 음식을 섭취하지 말아야 하는 환자 등 각별한 주의를 요하는 환자에 대한 교육을 끊임없이 시행하고 있다. 이 부서에는 언어치료사가 속해 있는데 마비로 인한 언어장애 환자들을 치료하는 프로그램을 시행하고 있다.

물리치료Physical Therapy와 작업치료Occupational Therapy 부서에서는 환자가 병원에서 퇴원하고 들어왔을 때 그들의 육체적인 운동능력에 따라 지금의 상태보다 좀 더 나은 운동능력을 위해 치료하고 있다. 이 치료는 환자가 진전을 보이는 한 계속되지만 전혀 진전의 기미가 없을 때에는 중단하게 된다. 하지만 요양원에 장기체류하는 환자들이라도 3개월에 한 번씩 재진단하여 조금이라도 환자가 진전의 기미가 있을 때는 그들의 삶의 질을 향상시키기 위해 끊임없이 치료를 다시 시작한다.

요양원은 한번 들어오면 다시는 나갈 수 없는 곳이 아니라, 물리치료와 생활치료를 통해 방문복지사의 도움 정도만으로도 자립이 가능한 상태가 된다면 본인이 원하는 한 집으로 돌아가는 경우도 있다.

작업치료 부서에서는 환자의 상태에 따라 휠체어나 양손 지팡이, 한 손 지팡이를 사용해야 하는 환자를 분류해 그 도구들을 잘 사용할 수 있도록 지도하고 있으며 그 도구들의 높이와 크기도 환자에 맞춰 준비하고 있다. 더 나아가 환자가 집으로 돌아갈 경우 화장실의 보조기기 설치나 계단 손잡이 설치 등의 도움도 주고 있다.

사회사업부Social Worker에서는 환자가 요양원에 머무르기 시작하면서 받게 되는 모든 서비스에 대한 설명과 불편사항들을 각 부서에 전달하고, 또 가족들과 항시 접촉하여 환자의 상태에 대한 상시 브리핑을 담당하고 있다. 한마디로 환자와 환자의 가족들 사이에서 요양원의 서비스가 적절히 시행될 수 있도록 윤활유 역할을 하는 것이다. 특히 환자가 집으로 돌아가게 된 경우 환자가 안전하게 생활할 수 있는 곳으로 가는지, 안전한 생활을 위해 환자에게 필요한 것들이 무엇인지를 파악하여 준비하는 과정을 담당하고 있다. 크게는 환자의 적절한 치료서비스를 도와주는 일부터 작게는 방의 청소상태나 간호보조사들의 태만에서 비롯된 불평들을 듣고 각 부서에 전달한다. 요양원 측의 서비스가 적절히 시행되고 있는지를 파악할 뿐만 아니라 반대로 요양원의 다른 거주자에게 피해를 주는 환자나 요양원의 규정을 지키지 않는 가족들의 행동에도 시정을 요구한다.

위에서 설명한 몇 개의 부서가 환자와 가장 가까운 거리에서 환자의 일상을 돌보는 부서다. 여기에 치료법적인 레크리에이션 부서Therapeutic Recreation Department 또한 환자의 일상에 깊이 개입하여 환자와 함께 생활하는 부서다. 환자와 항시 긴밀하게 움직여야 하는 이런 부서들 외에 청소를 담당하는 부서, 건물의 모든 설비를 담당하는 부서, 의류나 침구 세탁을 담당하는 부서, 그리고 요양원의 운영에 필요한 여러 사무 부서들이 있다.

관리 부서는 이 모든 부서를 아울러 하나의 팀으로 일할 수 있도록 요양원의 운영 전체를 책임지고 있다. 이는 말 그대로 요양원의 여러 부서를 총괄하고 있기 때문에 요양원을 소유한 오너라도 이에 맞는 자격과 라이선스 없이는 절대 요양원의 운영을 책임지는 이 부서의 장이 될 수 없다. 제일 중요한 자리로서 요양원을 구성하는 각 부서의 특성과 의료체계 전반의 시스템, 그리고 환자들이 받을 수 있는 의료보험에 대한 전문적인 지식을 갖추고 있어야 한다. 이와 더불어 요양원과 계약되어 있는 여러 전문분야의 의사들이 있다. 환자 한 사람마다 한 명의 내과의를 정해놓고 내과의의 요청에 따라 전문의들이 진료를 위해 방문한다.

부록 2

치료법적인 레크리에이션 프로그램의 역할

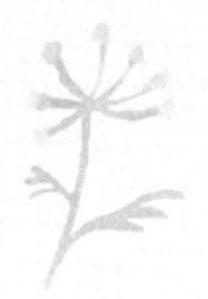

미국의 모든 요양원은 기본적으로 치료법적인 레크리에이션 부서를 운영하고 있다. 요양원마다 이 부서를 더 집중적으로 운영하는 곳이 있고 아직은 그 비중이 작은 요양원도 있다. 지금의 추세가 요양원에 거주하는 사람들의 단순한 의식주 해결을 넘어 인간적 권리보호에 초점이 맞춰지다 보니, 이들의 삶의 질이 적절하게 유지되고 있는지에 좀 더 많은 관심이 집중되고 있다. 그렇기 때문에 치료법적인 레크리에이션 프로그램 부서는 환자들의 삶의 질을 위해서는 빼놓을 수 없는 부서로 점점 더 그 중요성이 강조되고 있다.

치료법적인 레크리에이션 프로그램은 정신적·육체적 능력이 저하된 사람들을 대상으로 하는 레크리에이션 프로그램을 말한다. 프로그램을 운영하는 것이 환자들의 병을 치료하거나 재교육을 목적으로 하는 것은 아니다. 제한된 환경과 환자 본인들이 안고 있는 고통에도 불구하고 긍정적인 인간관계를 유지하고 삶의 즐거움을 찾게 하는 것이 기본 목적이다. 정신적 능력과 신체적 능력이 너무나도 천차만별이라 체계적인 프로그램의 윤곽과 자료는 있지만, 그 운영에 있어서는 환자의 그룹에 따른 레크리에이션 리더의 개별적인 접근방법과 창의력이 아주 중요하다.

내가 일하는 요양원에서는 전체 프로그램과 층별로 다른 프로그램을 준비하고 있다. 내용은 층마다 거의 비슷하지만 자가호흡이 불가능하여 호흡보조기를 사용해야 하는 환자가 있는 층, 아시아인 환자가 대부분인 층 그리고 치매환자가 대부분인 층별로 환자들의 특성에 맞게 다른 층과 조금 차별화된 프로그램을 운영한다. 그리고 전체 프로그램은 다양한 프로그램을 소화할 수 있는 환자들을 위해 마련된 프로그램이다. 보통 두세 명 정도의 환자들이 각 층에서 올라와 20명 정도의 그룹이 만들어지는데 오후와 저녁식사 후에 프로그램을 진행한다.

전체 프로그램 중에는 몇 가지 특별한 프로그램들이 있다. 한 달에 평균 두세 번의 파티가 그중 하나인데, 우리가 흔히 아는 크리스마스, 할로윈, 추수감사절, 독립기념일 파티와 다양한 민족이 섞여 있다 보니 유태인 명절 때도 파티를 하고 남미의 명절 때도 파티를 한다. 한국과 중국인을 위한 설날 파티도 있다. 모든 파티에는 전문 엔터테이너나 DJ가 오는데, 파티의 스케줄에 맞춰 1년 동안의 계획을 미리 다 짜놓는다.

요양원을 벗어나는 소풍도 프로그램에 포함되어 있다. 근거리 여행은 간단하게 100미터 정도 거리에 있는 패스트푸드점에 햄버거를 먹으러 가거나 요양원 바로 앞에 있는 공원에 바람을 쐬러 가는 프로그램이다. 추운 겨울과 한여름을 제외하고 한 달에 두 번 정도 이 프로그램을 마련하고 있다. 가까운 거리라도 스태프 한 명이 환자 한 명을 모시고 가야 하기 때문에 10명 정도를 모시고 나갈 수 있다. 가끔 요양원을 벗어나 가까운 공원이나 패스트푸드점에 들르는 것은 당신들이 예전에 거닐던 곳을 똑같이 방문하는 것으로, 이들에게는 요양원에 머무는 것이 사회와 격리되는 것이 아니라는 것을 확인할 수 있는 시간이다.

이렇게 걸어서 갈 수 있는 나들이와 함께 버스를 이용해 다녀오는 소풍도 있다. 맨해튼 센트럴파크의 야외극장에서 하는 여름밤의 뮤지컬 시리즈와 퀸즈의 커닝햄파크에서 하는 뉴욕 필하모니 오케스트라 공연은 꼭 가보는 공연이다. 특수버스를 이용해 보통 10명의 환자들을 모시고 가며 3명의 레크리에이션 스태프와 한 명의 간호보조사가 동행한다. 버스를 운전하는 사람과 보조자 또한 이동에 도움을 주는 사람들이니 항상 충분한 도움의 준비가 되어 있다.

공연을 관람하는 나들이 이외의 것으로는 가을 단풍을 보러 뉴욕 근교의 유서 깊은 마을들을 드라이브하는 프로그램이 있다. 이러한 간단한 나들이도 6시간 이상이 소요되기 때문에 의사가 허락한 사람들만 모시고 간다. 그리고 크리스마스 때에는 크리스마스트리와 화려한 라이트로 장식된 장소를 방문하는 프로그램이 있다. 크리스마스에 전 세계의 관광객들로 북적이는 곳이 바로 맨해튼이다. 이때는 차에서 내리지는 않고 여기저기 번쩍이는 장식들과 사람 구경을 하고 준비해간 샌드위치와 간식을 차에서 먹으며 그곳에 모여든 많은 관광객들과 마찬가지로 시간을 보낸다.

그 외에 한 달에 두 번씩 방문하는 동물치료사가 있다. 동물치료로 등록된 강아지들을 두세 마리 데리고 오는데, 이 강아지들은 무척 온순하고 사람을 좋아한다. 환자나 가족들이 요청할 경우에는 그들의 방으로 방문하고, 보통은 그룹으로 모여 강아지를 만지고 말을 시키기도 한다. 이렇게 등록된 강아지 외에 개인이 소유한 동물은 요양원에 들어올 수 없다. 그리고 파티가 아니라도 기타를 치며 노래 부르는 사람이 한 달에 서너 번 정도 각 층을 방문하며 순회공연을 하기도 한다. 환자들이 모여 있는 각 층의 식당에서 노래를 부르지만 방에서 나오지 않는 환자들을 찾아가 노래를 불러줄 때도 있다. 한국인 환자들을 위해 〈아리랑〉을 불러주는 경우도 있다.

이달의 전체 프로그램

일요일	월요일	화요일	수요일	목요일	금요일	토요일
	1	2	3	4	5	6
	2:30 영화관람 6:30 빙고게임	1:00 동물치료사 방문 2:30 가톨릭 미사 한국어 예배(4층) 6:30 징고	2:30 야외모임 6:15 영화관람	노래시인 방문 2:30 영어와 스페인어 동시 통역 예배 6:30 로또 게임	11:00 유태인 예배 2:30 야외에서 하는 퀴즈게임	10:00 연관된 단어 찾기 2:30 빙고게임
7	8	9	10	11	12	13
10:00 한국어 예배(4층) 2:30 경주마게임	2:30 야외에서 운동을 6:30 빙고	2:30 영화관람 6:30 징고	11:00 햄버거 집 방문 2:30 가톨릭 미사 6:30 영화관람	2:30 영어와 스페인어 동시통역 예배 6:30 로또게임	노래시인 방문 11:00 유태인 예배 2:30 야외에서 함께하는 토론 6:30 빙고게임	10:00 영화관람 2:30 빙고게임
14	15	16	17	18	19	20
10:00 한국어 예배(4층) 2:30 경주마게임	노래시인 방문 2:30 영화관람 2:00 중국어 예배(4층) 6:30 빙고게임	2:30 가톨릭 미사 6:30 징고	2:30 야외모임 6:15 영화관람	2:30 영어와 스페인어 동시통역 예배 6:30 로또게임	노래시인 방문 11:00 유태인 예배 2:30 아버지의 날 파티 6:30 빙고	10:00 연관된 단어 찾기 2:00 빙고게임 3:00 교회 합창단 방문
21	22	23	24	25	26	27
10:00 한국어 예배(4층) 2:30 경주마게임	2:30 영화관람 5:00 필하모니 오케스트라 공연 관람과 피크닉	2:30 거주자 모임 회의 2:30 한국어 예배(4층) 6:30 빙고게임	12:00 바비큐 파티 2:30 가톨릭 미사 6:15 영화관람	2:30 영어와 스페인어 동시통역 예배 6:30 로또게임	11:00 유태인 예배 2:30 생일파티 6:30 빙고	10:00 영화관람 2:30 빙고게임
28	29	30				
10:00 한국어 예배(4층) 2:30 경주마게임	2:30 가톨릭 미사 6:30 빙고	2:30 영화관람 6:30 징고	*음악 듣기, 오늘의 프로그램 소개, 그리고 도서실 사용은 매일 가능하며 프로그램은 사정에 의해 바뀔 수 있습니다.	*영화DVD 대여 가능, 야외 프로그램은 우천 시 취소될 수 있습니다. *개인적인 레저 프로그램을 위한 도움은 언제나 가능합니다.	*소풍과 바비큐 파티는 예약 필수. *미용실 예약은 #284로 가능합니다.	*이번 달에 태어나신 모든 분들의 생일을 축하합니다.

이달의 4층 프로그램

일요일	월요일	화요일	수요일	목요일	금요일	토요일
	1	2	3	4	5	6
	9:30 새로운 소식들 10:30 공놀이 2:15 벽돌쌓기	9:30 재미있는 운동 10:30 농구 2:15 한국어 예배 3:15 당신의 의견은?	9:30 아침운동 10:30 음악 듣기 2:15 아버지의 날 카드 만들기 3:15 데커레이션	9:30 일대일 방문시간 10:30 한국어 예배 2:15 영화관람	9:30 음악에 맞춰 흔들어요 10:30 예쁘게 꾸며보세요 2:15 브레인게임 3:15 공작시간	전체 프로그램 참고
7	8	9	10	11	12	13
전체 프로그램 참고	9:30 휠체어 운동 10:30 낙하산게임 2:15 퍼즐시간 3:15 뜨개질시간	9:30 운동시간 10:30 이야기 듣기 2:15 한국어 예배 3:15 의논해봅시다	9:30 스트레칭 10:30 노래시간 2:15 테이블게임 3:15 만지고 느껴보기	9:30 일대일 방문시간 10:30 한국어 예배 2:15 영화관람	9:30 휘트니스 타임 10:30 센스를 깨워봅시다 2:15 요즘 핫이슈는? 3:15 두뇌게임	전체 프로그램 참고
14	15	16	17	18	19	20
전체 프로그램 참고	9:30 새로운 소식들 10:30 공치기 2:15 벽돌쌓기	9:30 재미있는 운동 10:30 농구 2:15 한국어 예배 3:15 당신의 의견은?	9:30 아침운동 10:30 음악 듣기 2:15 아버지의 날 카드 만들기 3:15 데커레이션	9:30 일대일 방문시간 10:30 한국어 예배 2:15 영화관람	9:30 음악에 맞춰 흔들어요 10:30 예쁘게 꾸며보세요 2:15 브레인게임 3:15 공작시간	전체 프로그램 참고
21	22	23	24	25	26	27
전체 프로그램 참고	9:30 휠체어 운동 10:30 낙하산게임 2:15 퍼즐시간 3:15 뜨개질시간	9:30 운동시간 10:30 이야기 듣기 2:15 한국어 예배 3:15 의논해봅시다	9:30 스트레칭 10:30 노래시간 2:15 테이블게임 3:15 만지고 느껴보기	9:30 일대일 방문시간 10:30 한국어 예배 2:15 영화관람	9:30 휘트니스 타임 10:30 센스를 깨워봅시다 2:15 요즘 핫이슈는? 3:15 두뇌게임	전체 프로그램 참고
28	29	30				
전체 프로그램 참고	9:30 휠체어 운동 10:30 낙하산게임 2:15 퍼즐시간 3:15 뜨개질시간	9:30 운동시간 10:30 이야기 듣기 2:15 한국어 예배 3:15 의논해봅시다	*음악 듣기, 오늘의 프로그램 소개, 그리고 도서실 사용은 매일 가능하며 프로그램은 사정에 의해 바뀔 수 있습니다.	*영화DVD 대여 가능, 야외 프로그램은 우천 시 취소될 수 있습니다. *개인적인 레저 프로그램을 위한 도움은 언제나 가능합니다.	*소풍과 바비큐 파티는 예약 필수. *미용실 예약은 #284로 가능합니다.	*이번 달에 태어나신 모든 분들의 생일을 축하합니다.

부록 3

사망 선택 유언

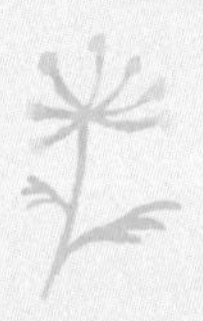

미국의 요양원에서는 본인의 건강에 심각한 문제가 있어 스스로 결정하지 못하는 순간을 대비해 미리 작성해놓는 사망 선택 유언Living Will이라는 문건이 있다. 여기에는 몇 가지 큰 결정들이 있는데, 가장 큰 결정은 호흡보조기의 사용 여부다. 당연히 환자 본인은 결정을 할 수 없는 상태일 것이고, 평생 상처로 남을지도 모를 힘겨운 결정을 가족들이 대신하는 것을 미리 방지하자는 데 가장 큰 이유가 있다.

두 번째 내용은 환자가 음식을 입으로 넘기지 못하는 상황이 왔을 때, 위에 직접 영양공급을 하기 위해 가슴에 튜브를 삽입하는 시술에 대한 결정이다. 이는 요양원에서도 양쪽으로 크게 엇갈리는 결정이다. 특히 튜브 시술을 거부한 경우에는 죽음을 방치했다는 법적 책임이 따를 수 있으므로 튜브 시술 이외의 여러 의학적·도의적 노력을 해야 하고, 이것을 기록으로 남겨야 한다. 튜브 시술 후에 겪는 환자들의 또 다른 힘겨운 삶을 알고 있기에 보호자들이 부모의 자연스러운 죽음을 선택한 경우를 이해한다.

또 하나의 중요한 결정은 심폐소생술에 관한 결정이다. 응급상황에 이루어져야 하는 일이기에 요양원에 거주하는 모든 환자들의 의료기록 맨 앞에는 심폐소생술에 대한 선택이 꼭 표시되어 있다. 처음 요양원에 오는 환자와 환자의 보호자에게 심폐소생술에 대한 선택을 묻게 되어 있고, 만일의 경우에는 그 선택에 따라 환자에 대한 응급조치가 이루어진다.

이러한 결정들에 대해 나는 주위 사람들에게 의견을 물어본 적이 있다. 거의 모든 사람들이 자신들을 위한 결정에 있어서는 호흡보조기로 생명을 연장시키는 것과 의식이 없고 중병인 상태에서 튜브로 영양을 공급받는 것을 단호하게 거부했다. 하지만 부모나 배우자를 위한 결정의 순간에는 정반대의 결정을 내렸다. 이는 생명에 관한 나의 결정이 내가 원하지 않는 방향으로 가게 될 경우가 많다는 것을 보여준다. 지금까지는 이런 서류를 미리 작성하는 것이 낯설게 느껴졌던 것이 사실이다. 표현하기 조심스러운 부분이긴 하나 의학의 발전으로 인해 이렇게까지 생명을 연장하는 것이 무슨 의미가 있을까 하는 사례를 많이 경험한다. 또 그런 경우는 환자의 의지가 아닌 가족의 결정이 대부분이다 보니 나의 의지였다면 어떤 결정을 내릴 것인가를 생각하게 되었다. 종교적으로나 개인적으로 생명의 존엄성에 대한 가치관의 차이도 분분할 수 있는 문제다.

에필로그

부족한 글을 마무리하며

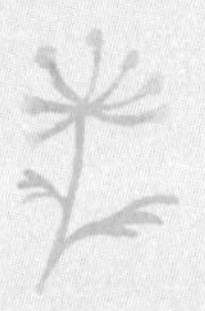

얼마 전부터 친구들과의 대화에서는 병중의 부모님 이야기와 이로 인해 시작된 건강에 대한, 그리고 노년기에 혹시 얻게 될 치매나 중풍에 대한 막연한 두려움에 관한 이야기들이 빠지지 않게 되었다. 막 쉰 살을 넘긴 나이 탓도 있겠고 사회 전체의 분위기도 걱정스런 대화에 한몫하고 있다.

이런 대화는 결국 아무런 결론도 없이 걱정으로 끝나기 마련이고, 이때마다 그동안의 경험을 통해 내 나름대로 풀어낸 해답들을 대화에 섞어볼까도 했지만 별 감흥 없는 직장 이야기로 끝날 듯하여 나서지 못했었다. 그런데 이런 친구들 간의 대화에서 느꼈던 막연한 걱정들이 한국 사회 전반의 감정처럼 다가오면서, 해답이 되지는 못하더라도 해답으로 나아가는 방향을 제시하고 싶은 마음에 부족한 재주에도 글을 써보기로 했다.

명확한 형식을 정하지도 못하고 무장적 글을 쓰기 시작하면서도 가장 중점을 두었던 것은, 노인성 질환으로 중증장애를 안고 살아가는 사람들도 충분히 행복할 수 있으며 그럴 권리가 있다는 것을 보여주고 싶었다. 또한 이런 사고를 바탕으로 국내의 요양원들이 운영되기를 바라는 마음도 컸다. 때문에 한국보다는 좀 더 체계화된 미국 요양원의 모습과 불편한 몸이지만 이런 요양원의 보호 아래에서 당신의 삶을 열심히 살고 있는 어르신들의 이야기를 쓰게 되었다.

모든 이야기가 실제 경험을 바탕으로 쓴 것이라 이야기 속 인물들에게 구두로 허락을 받은 경우도 있지만 몇몇은 양해를 구할 만한 상황이 못 되어 그렇게 하지 못했다. 혹시라도 이 글로 인해 불편함을 갖게 되는 분들이 계시지 않기를 기원하며, 지금은 돌아가셨지만 내 기억 속에 남아 이야기의 주인공이 되어준 그리운 분들에게도 깊은 감사를 드린다.

재주도 없는 친구를 치켜세우며 힘을 준 은경이와 영수에게 한없는 고마움을 느끼며, 앞뒤 없이 써 내려간 글을 다독여 책으로 만들어준 출판사 관계자들께도 감사의 인사를 드린다.